十四経穴性指南

「穴性」を導く!

李 昇昊 著

たにぐち書店

まえがき

　近年の針灸界では「穴性」が大いに注目されるようになってきた。中国では、かなり以前から湯液の「薬性」と同じように経穴の性質について研究され、「穴性」として整理されていた。私が以前に編集した『十四経穴性発揮』（東医針法研究会編）でもまとめてあるように、多くの書籍において「穴性」は論じられている。その経穴の性質を理解した上で、上手に技術を駆使して刺激をくわえると、「針感」（ひびき）を即座に誘導でき、治療効果が十分に発揮できるのである。その「針感」が十分に発揮できなければ効果を望むことは出来ない。その「針感」が発現すれば「得気」ができたことになり、経穴の効果が充分に発揮されるようになる。

　その「針感」とは、患者側の感覚としては、刺針した際に、患部が痠（だるくなる）、麻（しびれる）、脹（はれぼったくなる）、重（重くなる）、触電感（電気が走るよう）な感覚が出現し、時には、涼感（冷たく感じる）、熱感、痒い、むずむずする、虫が這うような、水が流れるような波動感など独特な感覚が出る。そして術者の刺し手の感覚としては、沈（重くなる）、緊（しめつける）、滞（引っ掛かる）、渋（しぶる）などの感覚が出ると「得気」に導くことができる。

　本書を利用するにあたっては、まずは、一度通読していただきたい。そして、どのような組み立てをしているか？　どのような表現をしているかを概観していただきたい。

　目次にあるように、1．気血陰陽　2．理気　3．理血　4．解表　5．実熱　6．虚熱　7．調中　8．利水　9．平肝　10．安神・開竅の項目に分類した。穴性をテーマに分類したので、これにも慣れていただきたい。

　登場する症状など分からない漢方用語は、拙編著『中医・東医・漢

方　医学事典』（たにぐち書店）を参考にされたい。

　自分なりの有効な使い方を探して、穴性に馴染んでいただき、針先の微妙な反応を意識しながら、日々の臨床に役立てていただければ幸いである。

李　昇昊

目　次

はじめに

「穴性」とは

　針灸の治療では、湯液と同様に「弁証論治」を基本とする。「弁証」は八網弁証を代表として、気血津液弁証、臓腑弁証、六経弁証、衛気営血弁証、病邪弁証などの物差しを利用して『証』を弁別する。針灸では、ここに経絡弁証や経穴の状態を触診して弁証する場合もある。そして「論治」では、湯液の「君臣佐使」理論とは異なり、針灸独特の処方の組み立てをして証に対応することになる。そこで大切なのは、経穴の「穴性」となる。

　経穴には①定位性があり、②循経性があり、③臓腑の帰属性があり、④主治の特性がある。

　さらに詳しく穴性を要約すると、

(1)局所の穴性

　経穴付近の病に効果的。

　正中線上の「督・任脈」の経穴は補用。

　末端部の「井穴・八邪穴」の経穴は瀉用。

(2)経絡上の穴性

　「経絡所通、主治所及」(経絡の通ずる所は、主治の及ぶ所なり)。

　四総穴歌(針灸大全)「肚腹三里留　腰背委中求　頭項尋列缺　面口合谷収」＋「暈厥針人中　心胸内関謀」。

(3)所属経絡の臓腑による穴性

　経穴の属する臓腑の病気を治す。

(4)臓腑の生理や病理による穴性

　臓腑の表裏関係や上中下焦の三焦による穴性。

(5)相生や相克関係による穴性

　相生相克関係にある経絡と経穴による穴性。

(6)手足の三陰と三陽による穴性

　同名経は、手足に限らず作用が近似している。

(7)特定穴（要穴）による穴性

　・井榮兪経合（五輪穴）と原、絡、郄、募、兪、下合穴の穴性。

　・交会穴（130穴）、四総穴（4穴＋六総穴）、八会穴（8穴）。

(8)経穴の特殊性

　・特効穴や経験穴。

　以上のようにまとめることができる。

　このような穴性を参考にして、選穴をして処方を組み立てて治療に臨むわけである。

　一穴や二穴など、少数の経穴を選択処方して治療をする場合もあり、さらに針灸独特な、原絡配穴・兪募配穴・原原配穴・兪原配穴・募合配穴・八脈交会配穴・原合配穴、他にも有効な配穴方法があるが、その辺は他の処方集を参考にされたい。

「補瀉」について

　針灸の治療の手段としては、「補瀉」が重要になってくる。

　一般的には、開闔の補瀉（抜針後に後揉捻をするかしないかの補瀉）、

徐疾の補瀉（針の捻転の速度での補瀉）、呼吸の補瀉（患者の呼吸に合わせるか逆らうかによる補瀉）、迎随の補瀉（経絡の流注に沿って斜刺するか逆に斜刺するかによる補瀉）などがある。

　さらには、針を使うか、灸を使うか、刺針の経穴の数や灸の壮数などによって補瀉を駆使する場合もある。

　中国金代の竇漢卿の『標幽賦』に「軽滑慢而未来、沈渋緊而已至」（軽滑慢なれば未だ来ず、沈渋緊なれば已に至る）とあり、また「気之至也、如魚呑鈎餌之浮沈、気未至也、如閑處幽堂之深邃」（気の至るや、魚の鈎餌（エサが付いた釣り針）を呑む浮沈の如し、気の未だ至らざるや、閑處（静かな場所）幽堂（奥深い場所）の深邃（奥深く暗い場所）の如し）刺針した際の針の感覚による「得気」の有無を説明している。

　私の研究会では、刺針の補瀉の説明は以下のようにしている。

　豆腐のような抵抗感が無い所は経穴が虚していると考え、そこに刺針をして、しばらく捻転や提挿をしていると、針に抵抗感が出てくれば「補法」が出来て、逆に刺針をすると、コツンと硬いものに当たったり、針が進みづらい場合は、経穴が実していると考え、ゆっくりと捻転と提挿を繰り返していると、硬く渋っているものが解消される。これで「瀉法」ができると説明している。また、刺針の深さも上層・中層・下層に分けて、各層での矛盾を解消すると、より効果的と教授している。臨床でも、とても分かりやすいと思う。

「経穴の深さ」について

　長年臨床を行うにあたって、いろいろな経験もしてきた。弁証をして、自分なりに配穴して施術を試みて、非常に有効な治療ができたこともあれば、期待したほどの効果を得られないこともあった。

　穴性の概念は、針灸師になった時から学んでいたが、どうも字面だけを考えるだけで、手技については、あまり意識をしていなかった。

ある日をきっかけに、経穴には、反応が出現している深さがあり、操作を駆使して有効な深さがあると考えるに至った。そして、それを意識して治療を施すと、教科書に書いてある「穴性」が如実に表現できるようになった。

　手足や顔頭など深さが無い経穴もあれば、腰背部や腹部など、十分に深さがある経穴もある。しかし、それぞれの経穴に有効な深さがある。一応、上層・中層・下層に分けて刺針している。当然深さの無い経穴では、細かく分けることは出来ない。

　経穴に切皮して、いきなり「ズーンと響く」場合もあれば、ある程度の深さに刺入すると「ズーンと響く」場合があるのを、皆さんも経験しているのではないだろうか？　その深さを、症状や弁証や切経により予測しておくと、刺針の際に、まさのそのような響きを誘導できるのである。

　また、各層の矛盾（粘るか？　抵抗感が無いか？）を針先に意識を集中させて探し出して、そして、その矛盾を操作によって解消させると「響き」を誘導できるのも経験してきた。

　やみくもに針を刺すのではなく、しっかりと予測をして、刺入したときの感覚を敏感に触知して、上手に操作できれば、有効な針灸治療ができるはずなのである。

　その細かい感覚を文章化するのは、大変難しい場合もあるが、極力雰囲気でも伝われば良いと努力したつもりである。

　是非本書の趣旨を理解していただき、問題意識をもって日々の臨床に取り組んでいただきたいと思っている。

1. 気血陰陽の補益穴

|||||||||||||||| （1）補気穴 ||||||||||||||||

■常用される症状

　まず「補益」穴には、「補気」「補血」「補陽」「補陰」がある。
「補気」穴は、主に脾気、肺気、心気、元気などを補益して、気虚証
を改善する経穴である。

　脾気虚では、納呆（食が細い）、消痩、倦怠乏力、便溏（ベトベト便）、
脱肛、子宮脱垂など、肺気虚では、短気（息切れ）、喘息など、心気
虚では、心悸、脈微など、元気虚では、少気（呼吸が浅い）、頭暈耳鳴、
足膝無力などなどが見られる。

■代表的な経穴（位置は 13 頁参照）

　気海、関元、太淵、気海兪、関元兪、肺兪、脾兪、膻中、中府、足
三里、三陰交など。

■代表穴の解説

①**気海**（下腹部の正中線上、へそから真下に１寸５分の所）
　先天の気が集まる場所で、臓気虚憊と真気不足のすべての証に有効。
　元気虚憊と脾気虚弱の要穴でもある。
　さらに、調理下焦（泌尿生殖関係など）の効果もある。

②**関元**（正中線上、へそから真下に３寸の所）
　小腸の募穴。任脈と足太陰脾と足少陰腎と足厥陰肝との交会穴。
　元陽と元陰が貯蔵する場所で、培元固脱の要穴である。

さらに、温腎壮陽（遺精、陽萎、早泄、崩漏、尿頻など）、調経止帯、益気健脾の効果もある。

③**太淵**（手首の外側、横ジワの親指側の端）
　手太陰肺経の原穴、兪土穴、脈会穴。
　健脾益気の穴性が強く、補気穴の要穴である。
　さらに、止咳平喘、通調血脈（胸悶、心痛など）の効果もある。

④**気海兪**（左右の骨盤のてっぺんを結んだ線上の背骨から１つ上の骨とすぐ下の背骨の間から両側１寸５分の所）
　補気助陽（気虚、陽虚、気虚下陥、脾腎陽虚など）の穴性が強い。
　さらに、益腎調経（腎陽虚衰、腎虚の月経不調など）の効果もある。

⑤**関元兪**（左右の骨盤のてっぺんを結んだ線上の背骨から２つ下の骨とすぐ下の背骨の間から両側１寸５分の所）
　培補元気（下元虧虚の陽萎早泄、腰脊酸楚、足膝無力、頭昏耳鳴、面白畏寒など）の穴性が強い。
　さらに、益腎調経（月経不調、閉経、男性の遺精など）の効果もある。

⑥**肺兪**（肩甲骨の下端を結んだ線上の背骨から３つ下背骨のすぐ下から両側に１寸５分の所）
　肺の背兪穴。
　肺の精気が輸注・転輸する場所で、調肺気（肺気虚の咳喘無力など）、養陰清肺（肺陰虚の骨蒸潮熱、盗汗吐血など）の穴性が強い。

⑦**脾兪**（肩甲骨の下端を結んだ線上の背骨から４つ下背骨のすぐ下から両側に１寸５分の所）
　脾の背兪穴。

代表穴の位置〈補気穴〉

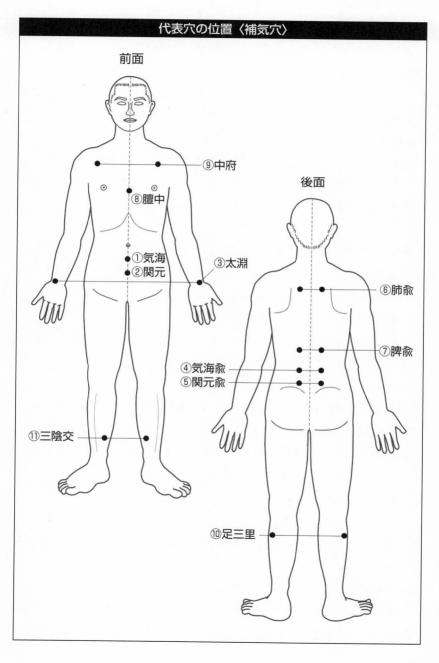

前面

⑨中府
⑧膻中
①気海
②関元
③太淵
⑪三陰交

後面

⑥肺兪
⑦脾兪
④気海兪
⑤関元兪
⑩足三里

益気摂血（便血、崩漏など）の穴性が強い。

脾胃疾患（腹脹、腹痛、泄利、食積不化、噯腐呑酸など）の常用穴。

さらに、祛湿化痰の効果もある。

⑧膻中（両側の乳首を結んだ線上の中央）

心包経の募穴、気会穴、上気海の別名がある。

補気理気（気虚の短気乏力、気機逆乱の気喘、噎膈［むせる、しゃっくり］など）の穴性が強い。

さらに、降逆化痰、寛胸利膈の効果もある。

⑨中府（前胸部、第1肋間と同じ高さ、鎖骨下窩の外側、前正中線の外方6寸の所）

肺の募穴。手足太陰肺脾の交会穴。

健脾和中、補益中気の穴性が強い。

さらに、止咳平喘（咳喘、咳嗽、哮喘など）、清瀉肺熱（咽痛、胸悶、気逆、咳唾膿血など）の効果もある。

⑩足三里（膝下のすねの上にある突起した骨から外側1寸5分の所）

足陽明胃経の合土穴、胃の下合穴。

健脾和胃の穴性が強く、脾胃病の要穴である。

扶正培元（脱肛、血虚頭痛、眩暈など）の穴性もある。

さらに、疏風化湿（着痺など）の効果もある。

⑪三陰交（内くるぶしの中央から、すねの内側に沿って膝の方へ3寸上がった所の際）

肝脾腎の交会穴で補益気血の穴性が強い。

さらに、健運脾胃（納呆、飲食不化、胃脘脹痛、嘔吐など）、健脾化湿、益肝腎（遺精、陽萎、早泄、遺尿など）、調経帯（月経不調、痛経、経閉、

帯下、不孕など）の効果もある。

■経穴の反応とその解消

［反応］

　刺入感覚は、最も空疎感が強い。

　場所によっては、まったく抵抗感が無くスカスカと刺入できる。

　しかし、丁寧に針尖に意識を集中していると、層によっては少し障害に当たることもある。

　その空疎感は、患者さんの身体における相対的なことが少なくないので、普段の経穴の刺入感も覚えておくこともポイントになる。

［解消］

　「補気」の操作としては、捻転を重視する。

　さらに針体全体を駆使して、粘り気を出す（気を集める）ようにする。

　必ずしも深刺することは無く、各層の空疎感が比較できれば、最もスカスカな層で捻転を繰り返し、粘度が出てくると同時に「得気」が得られて、経穴の周辺の発赤・粟粒などの反応も見られる。

　この操作に熟達すると、効果的な針灸治療ができるようになる。

■その他の臨床上の注意点

　弁証により気虚の状況を判別して、「補気」の操作の時間を調整する。ひどい気虚の場合は、「補気」にこだわり「得気」に執着しすぎると、症状が悪化する場合もある。

　あくまで弁証や脈診などにより、真気の状況を観察して、場合によっては置針により、経穴の自動調節作用にゆだねることも必要である。

|||||||||||||| （2）補血穴 ||||||||||||||

■常用される症状

　素体稟賦不足（生まれつき虚弱体質）、労累思慮過度、失血、臓腑虚損、瘀血不去などによる血虚の症状をを消除する穴性を有するものを「補血」穴と言う。

　症状としては、面色萎黄（くすんで黄色い）、または蒼白、唇や爪の甲が淡色、眩暈、耳鳴、目昏（視界が黒ずむ）、失眠、健忘、女性の月経量少、色淡、経期延後（月経周期が遅れがち）、ひどければ経閉など。治療では、まず肝脾を調理して、血の滋生を補助する。

　注意することは、全身的な血虚と部分的な血虚（流体の不調や瘀血による阻害など）なども見極めて治療にかかる。

　血虚に陽虚も見られれば、「補陽」穴を配穴し、気虚も見られれば、「補気」穴も配穴して、「補気生血」する。

　補血穴には、「補血止血」作用があるものもある。

■代表的な経穴（位置は 17 頁参照）

　肝兪、脾兪、膈兪、血海、膏肓兪、章門、懸鐘、関元、足三里、三陰交など。

■代表穴の解説

①肝兪（肩甲骨の下端を結んだ線上の背骨から２つ下背骨のすぐ下から両側に１寸５分の所）

　肝の背兪穴。

　養肝明目（目視不明、目眩、雀目、青盲など）の穴性が強い。

　さらに、疏肝利胆、肝腎陰虚による肝陽上亢にも効果がある。

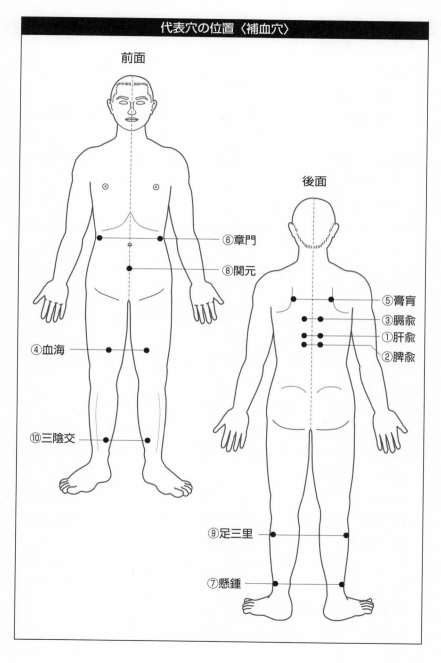

代表穴の位置〈補血穴〉

前面

後面

⑥章門
⑧関元
④血海
⑩三陰交

⑤膏肓
③膈兪
①肝兪
②脾兪

⑨足三里
⑦懸鍾

②**脾兪**（肩甲骨の下端を結んだ線上の背骨から４つ下背骨のすぐ下から両側に１寸５分の所）

　脾の背兪穴。

　益気摂血（便血、崩漏など）の穴性が強い。

　さらに、脾胃諸疾の常用穴でもある。また祛湿化痰の効果もある。

③**膈兪**（肩甲骨の下端を結んだ線上の背骨とすぐ下の背骨の間から両側に１寸５分の所）

　八会穴の血会穴。血証の要穴。

　補血止血（貧血、血熱、咳血、吐血、便血、尿血、鼻衄など）の穴性が強い。

　さらに、理気降逆の効果もある。

④**血海**（膝に力を入れて伸ばしたとき、皿の内側やや上にできるくぼみから、太ももに２寸向かった所）

　理血調経、化瘀止痛（月経不調、経閉、痛経、崩漏、貧血など）の穴性が強い。

　さらに、清熱利湿、健脾理気の効果もある。

⑤**膏肓**（肩甲骨の下端を結んだ線上の背骨から４つ上の背骨のすぐ下から両側に３寸の所）

　補虚益損の要穴。

　補血滋陰（咳嗽、喀血、気喘、潮熱、盗汗、夢遺、失精、健忘など）の穴性が強く、貧血の常用穴である。

　さらに、膈兪との配穴で生血の効果が倍増する。

⑥**章門**（側腹部、第 11 肋骨端下縁）

　脾の募穴。八会穴の臓会穴。足厥陰肝と足少陽胆の交会穴。

養血活血（血虚、血瘀など）の穴性が強い。

さらに、疏肝健脾（肝脾不和［腹脹、腸鳴、脇痛、泄瀉など］）の効果もある。

⑦**懸鍾**（足の外くるぶしの尖端から上方３寸の所）

八会穴の髄会穴。

益髄生血（小児発育不良、筋骨痿軟など）の穴性が強い。

貧血の常用穴。

さらに、舒筋活絡（脇肋脹痛、半身不随、下肢痿痺など）の効果もある。

落枕（寝違え）の特効穴。

⑧**関元**（正中線上、へそから真下に３寸の所）

小腸の募穴。任脈と足太陰脾と足少陰腎と足厥陰肝の交会穴。

元陰元陽の蔵する場所。

培元固脱の穴性が強い。

さらに、補益腎陽、摂納浮陽、温腎壮陽、調経止帯、益気健脾の効果もある。

⑨**足三里**（膝下のすねの上にある突起した骨から外側１寸５分の所）

足陽明胃経の合土穴、胃の下合穴。

健脾和胃（胃脘疼痛など）の穴性が強く、脾胃病の要穴。さらに、健脾化湿（慢性泄瀉など）、和胃止嘔、扶正培元、益気昇提（脱肛など）、益気養血（血虚頭痛など）、補益元気（虚証眩暈など）、疏風化湿（着痺など）などの効果がある。

⑩**三陰交**（内くるぶしの中央から、すねの内側に沿って膝の方へ３寸上がった所の際）

肝腎脾の交会穴。

補益気血の穴性が強い。

さらに、健運脾胃（納呆、飲食不化、胃脘脹痛、嘔吐など）、健脾化湿（腸鳴、泄瀉、水腫、痰多など）、益肝腎（遺精、陽萎、早泄、遺尿、陰茎痛、五淋など）、調経帯（月経不調、痛経、経閉、崩漏、帯下、陰挺［子宮脱垂など］、難産、不孕など）の効果もある。

■経穴の反応とその解消

［反応］

気虚ほどではないにしろ、物質（血）の空疎感が針体に感じられる。切皮も容易でスカスカ感がある。

気虚との空疎感の違いは、気虚では、まったく抵抗感も物質の障害感も無いのに比べて、血虚の場合は、物質の障害は感じるが、それの密度が疎い感じがする。

ひどい血虚の場合には、多少の渋り感が出ることもある。

［解消］

刺針の深さの上中下の三層の比較により、より空疎感が強い部分を重点的に操作して、針体全体で捻転・提挿をゆっくり操作するように意識を集中する。

その層にやや抵抗感や粘度が出てくると同時に針感が出てきて「得気」ができる。

そこまで操作出来たら、さらに空疎感が残っている層があれば、そこへ針尖を移動させて、同じ操作を繰り返す。

上中下の層をまんべんなく粘度が出てくれば理想的で、それと同時に「得気」の範囲がどんどん広がる。多少時間がかかるが、過度に刺激してしまうのは避けたい。

■その他の臨床上の注意点

　どうしても物質的な不足なので、針灸治療とともに、食治の指導も必要になる。

　血虚に良い食べ物としては、レバー、鶏肉、豚肉、羊肉、鴨肉（以上は肉類）、イカ、なまこ、きくらげなどを極力摂取するように指導する。食治の知識も最大限に動員したい。

［血の絶対量の問題］

　例えば、今100の「血」を必要とする若者と、100を必要としないご年配（などだけに限らないが）との身体を考えると、必要な時に無いと「血虚」となり、不必要な時は「瘀血」となりやすい。

　また、頭部に血が必要な時に不足すると、頭部の「血虚」となる。

　その原因はまちまちだが、身体に絶対的な血が充分にあるのか、不十分なのかは、さらに細かい弁証が必要になろう。

|||||||||||||||| （3）補陽穴 ||||||||||||||||

■常用される症状

　先天的な稟賦不足（生まれつきの虚弱体質）や、久病体虚、または寒邪により傷陽して起こり、陽気が不足して、臓腑の機能が衰退することにより、畏寒肢冷（寒がりで手足が冷える）、倦怠乏力（だるくて力が入らない）などを主症とする症候に常用される。

■代表的な経穴（位置は23頁参照）

　気海、関元、気海兪、関元兪、命門、腎兪、復溜、陽谷、神闕など。

■代表穴の解説

①**気海**（下腹部の正中線上、へそから真下に1寸5分の所）

　先天の気が集まる場所で、臓気虚憊と真気不足のすべての症に有効。元気虚憊と脾気虚弱の要穴。

　さらに、調理下焦（泌尿生殖関係など）の効果もある。

②**関元**（正中線上、へそから真下に3寸の所）

　小腸の募穴。任脈と足太陰脾と足少陰腎と足厥陰肝の交会穴。元陽と元陰が貯蔵する場所。

　培元固脱の要穴。

　さらに、温腎壮陽（遺精、陽萎、早泄、崩漏、尿頻など）、調経止帯、益気健脾の効果がある。

③**気海兪**（左右の骨盤のてっぺんを結んだ線上の背骨から1つ上の骨とすぐ下の背骨の間から両側1寸5分の所）

　補気助陽（気虚、陽虚、気虚下陥、脾腎陽虚など）の穴性が強い。

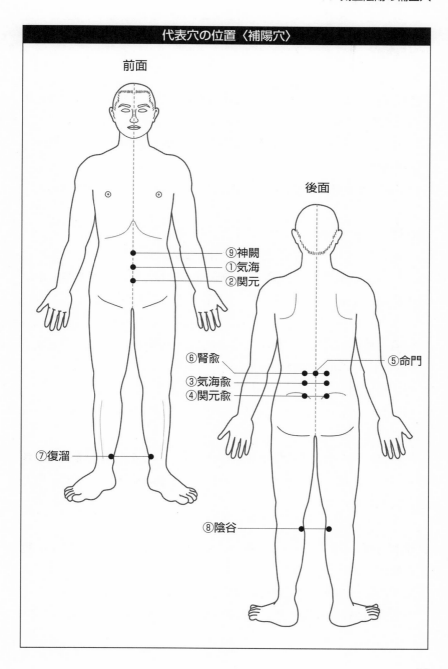

代表穴の位置〈補陽穴〉

前面

後面

⑨神闕
①気海
②関元

⑥腎兪
③気海兪
④関元兪

⑤命門

⑦復溜

⑧陰谷

さらに、益腎調経（腎陽虚衰の陽萎、腎虚の月経不調など）の効果
もある。

④**関元兪**（左右の骨盤のてっぺんを結んだ線上の背骨から２つ下の骨とす
　ぐ下の背骨の間から両側１寸５分の所）
　培補元気（下元虧虚の陽萎早泄、腰脊酸楚、足膝無力、頭昏耳鳴、
面白畏寒など）の穴性が強い。
　さらに、益腎調経（月経不調、閉経、男性の遺精など）の効果もある。

⑤**命門**（へその真裏にある骨のすぐ下、正中線上）
　元気の根本、生命の門戸で固本培元の要穴。
さらに、温腎補陽（周身漫腫、大便溏泄、遺精早泄、腰脊酸楚、足膝
無力、頭昏耳鳴、面白畏寒など）、舒筋止痛の効果がある。

⑥**腎兪**（左右の骨盤のてっぺんを結んだ線上の背骨から２つ上の骨とすぐ
　下の背骨の間から両側１寸５分の所）
　腎の背兪穴。
　益腎気、壮元陽（遺精、陽萎、遺尿、月経不調、痛経、帯下など）
の要穴。
　さらに、腎虚水湿不化の水腫や小便淋濁、腎虚の耳鳴・耳聾・眼目
昏花（視界が暗くチカチカする）・雀目、腎虚の腰痛、腰膝酸軟無力
などにも効果がある。

⑦**復溜**（内くるぶしのアキレス腱側の端から真上に２寸の所でアキレス腱
　の際）
　足少陰腎経の経金穴（腎経の母穴）で温腎利水の要穴である。
　さらに、肺経とも相応して、発汗解表、止汗、滋補腎陰の効果もある。

⑧**陰谷**（膝関節の内側、膝窩横紋の内端）

　足少陰腎経の合水穴。

　益腎助陽（陽萎、寒疝など）の穴性が強い。

　さらに、調前陰、理下焦（腎陽虚衰、温煦失職）の効果もある。

⑨**神闕**（へそのこと）

　調腸胃（泄痢、便秘、腹痛など）の穴性が強い。

　益下元（淋証、小便不禁、脱肛、不孕など）と回陽固脱（四肢厥冷など）の効果も強い。

　陽虚の際は温補する。

■経穴の反応とその解消

［反応］

　刺入はやや難しく、弾力の無い皮に刺すような感覚がある。

　刺入しても、針体に粘ることも無く、空疎感も無い。

　動きの無い空間に刺入しているように、手ごたえが無い。

　ひどくなれば、深部で硬結（それほど硬くはない。川底のドブのイメージ）に触れる。

［解消］

　刺入した上中下の各層に動きを出すように、やや速度を速めた捻転と提挿を繰り返す。

　適度な粘度が出てくれば、上中下の各層にまんべんなく広げるように、ゆっくりと提挿を繰り返す。

■その他の臨床上の注意点

　陽虚なので、手っ取り早く施灸で対応しようという意識が働くが、温熱を体内に補給するだけでは、陽虚の症候は改善しない。

施針により、経穴の各層に針感をまんべんなく広げる操作を施し、粘度を確認しておきたい。

　まず施針をして後に施灸するケースと、その逆に操作するケースを検討する。

　場合によっては、施針→施灸→施針（過刺激に注意！）して効果的なこともある。

|||||||||||||||| 4）補陰穴 ||||||||||||||||

■常用される症状

　陰虚は、先天不足や久病労損、または熱病で陰液を耗傷したり、房事不節により陰精虚虧することにより起こる。さらに、精血不足や津液虧損により潮熱（高熱と平熱を繰り返す）、盗汗（寝汗）や五心煩熱（手掌や足底や心部の煩熱）を主症とする症候に常用される。

　具体的には、肺陰虚では口燥咽干・干咳痰少・喀血、胃陰虚では舌紅少苔・津少口渇、腎陰虚では腰膝酸軟・耳鳴・遺精・潮熱盗汗、肝陰虚では眼干目昏・眩暈・少寐多夢などが見られる。

　そして、陰虚内熱がひどければ「退虚熱」穴を配し、血虚がひどければ「補血」穴を配穴する。

■代表的な経穴（位置は29頁参照）

　太谿、然谷、膏肓、照海、魄戸、三陰交など。

■代表穴の解説

①**太谿**（足の内くるぶしとアキレス腱との間で脈が触れる所）
　足少陰腎経の原穴、兪土穴。
　滋陰降火の穴性が強い。
　さらに、通調衝任の効果もある。

②**然谷**（内くるぶしの下縁の下方1寸から親指に向けて2寸の所）
　足少陰腎経の滎火穴。
　滋陰補腎の穴性が強い。
　さらに、清熱降火と清熱利湿の効果もある。

③膏肓（肩甲骨の下端を結んだ線上の背骨から４つ上の背骨のすぐ下から両側に３寸の所）

　補虚益損の要穴。

　さらに、滋陰補血の効果もある。

④照海（足内側、内くるぶしのてっぺんの下方１寸の陥凹部）

　足少陰腎経と陰蹻脈との交会穴。

　滋陰調経の穴性が強い。

　さらに、熄風止痙・利咽安神の効果もある。

⑤魄戸（肩甲骨の下端を結んだ線上の背骨から３つ下背骨のすぐ下から両側に３寸の所）

　補肺滋陰の穴性が強い。

　さらに、下気降逆の効果もある。

⑥三陰交（内くるぶしの中央から、すねの内側に沿って膝の方へ３寸上がった所の際）

　肝脾腎の交会穴、補益気血の穴性が強い。

　さらに、健運脾胃（納呆、飲食不化、胃脘脹痛、嘔吐など）、健脾化湿、益肝腎（遺精、陽萎、早泄、遺尿など）、調経帯（月経不調、痛経、経閉、帯下、不孕など）の効果もある。

■経穴の反応とその解消

［反応］

　切皮は困難で、刺入後も針全体が渋る。

　捻転提挿してもスムーズ感は無く、引っ掛かるような刺入感がある。

　弾力の無いゴムに切皮するようで、水分の少ない高野豆腐に刺入しているような感覚がある。

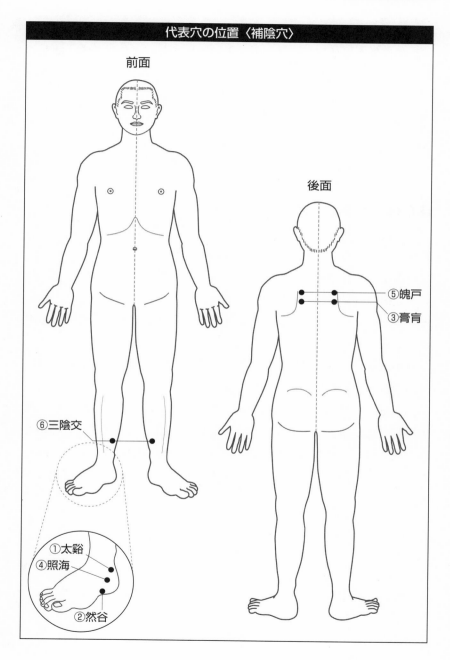

代表穴の位置〈補陰穴〉

前面

後面

⑤魄戸
③膏肓

⑥三陰交

①太谿
④照海
②然谷

[解消]

　捻転提挿を繰り返していても、すぐにはスムーズな刺入感にはならない。無理に捻転と提挿を繰り返していると、不必要な刺入痛を感じさせてしまう。

　やや長めに（10 〜 15分間）置針した後に、やや滑らかになってくることがある。

　普通の刺入感に戻すには、往々にして時間がかかる。

■その他の臨床上の注意点

　「補血」は、解説でも述べたように、どうしても物質的な不足なので、針灸治療とともに、食治の指導も必要になる。

　陰虚を補う食べ物としては、くるみ、栗、ぶどう、クコの実、黒豆、ごま、山芋、レバー、肉類、牛乳、卵、イカ、牡蠣、なまこ、うなぎ、ゼラチン、クコ茶などを極力摂取するように指導する。あくまでもバランスよく。

　陰が虚して独特な症状を呈していたり、虚熱の症状が出た場合には、当然「陰虚」として治療も対象になる。

　例えば、やせ細った（骨皮筋衛門⁉）ご老人に刺入する際には、陰虚の刺入感があることも見られる。しかし、陰虚の症状を呈していないご老人は、この操作を繰り返しても、普通の刺入感には戻らない。つまり、陰は不足しているが、健康的なのである。絶対量の問題であろう。

2. 理気穴

気機を疏通して、気滞を消除する経穴を「理気」穴と言う。

[分類]

1、「行気利脾」穴

脾胃の気滞による脘腹脹悶、痞満疼痛、悪心嘔吐、噯気、便秘、瀉而不暢（すっきり出ない）など。

2、「降気平喘・理気寛胸」穴

心肺の気機壅滞による胸悶疼痛、心悸、心痛、咳嗽、気喘など。

3、「理気通絡止痛」穴

経気不暢による肘臂・肩背・腰骶・下肢疼痛など局所の病変（主に運動器疾患）。

4、「舒肝解鬱」穴

肝気鬱滞による脇肋乳房脹痛、抑鬱不楽、疝気、月経不調など。

IIIIIIIIIIIIII （5）行気利脾穴 IIIIIIIIIIIIII

■常用される症状

　「行気利脾」穴を用いる場合には、疼痛脹悶の特徴として、症状の軽重に頻繁な変動があり、疼痛の位置は固定せず、情緒の影響を受けやすい。

■代表的な経穴（位置は 33 頁参照）

　気海、中脘、上脘、下脘、公孫など。

■代表穴の解説

①気海（下腹部の正中線上、へそから真下に 1 寸 5 分の所）
　先天の気が集まる場所で、臓気虚憊と真気不足のすべての証に有効。
　元気虚憊と脾気虚弱の要穴。
　さらに、調理下焦（泌尿生殖関係など）の効果がある。

②中脘（上腹部の正中線上、へそとみぞおちとの中間）
　胃の募穴。腑会穴。任脈と足太陰脾経との交会穴。
　穴位が胃の中部に位置して、調中消食の要穴。
　さらに、理気祛痰や安神定志の効果もある。

③上脘（上腹部の正中線上、へそとみぞおちとの中間）
　任脈と足陽明胃と手太陽小腸との交会穴。
　益気化痰の効果が強い。
　肺虚痰嗽（咳声低微、面白汗出、咳痰無力など）に有効。

④下脘（上腹部の正中線上、へその上 2 寸）

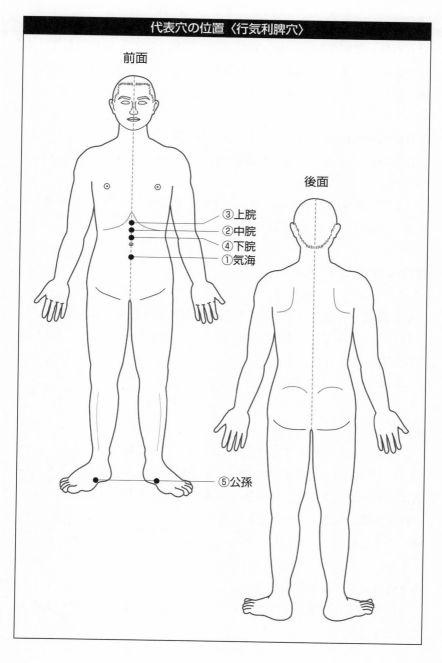

代表穴の位置〈行気利脾穴〉

前面

③上脘
②中脘
④下脘
①気海

後面

⑤公孫

任脈と足太陰脾経の交会穴で、健脾和胃（脾失建運の腹脹・泄瀉・食谷不化・虚腫など、さらに胃気上逆の嘔吐・呃逆・胃脘痛など）の穴性が強い。また、胃の下部に位置することから、理気散結（胃腸燥熱・積滞内停など）の効果もある。

⑤**公孫**（足の土踏まずの内側にあるスジの中間）

　脾経の絡穴、足太陰脾と衝脈との交会穴で、健脾和胃、理気止痛の穴性が強い。

　さらに、衝脈にも通ずるので（八会穴）、調理衝任（月経不調、帯下、崩漏、痛経など）の効果もある。

■経穴の反応とその解消

［反応］

　経穴部にやや腫脹感があり、按圧により圧痛も硬結も触れる。

　刺入感は、決してスムーズには進まず、場合によっては、クックッと引っ掛かるように針が進む。

　その感覚は、表層に現れることが少なくない。

［解消］

　表層が緊張していることがしばしばで、切皮で刺入痛が出やすいので、注意深く刺入する。その際に不快な刺入痛を出してしまうと、一気に気滞がひどくなり、その後の刺入が困難になることもある。

　刺入後は、あまり早めの捻転はせず、いたずらな刺入痛を出さずに、ゆっくりと提挿し、時には下層から上層、上層から下層へと、大きなストロークでゆっくり提挿すると心地よい「得気」（ズーン！）が出ると同時に気滞が解消しやすい。

　術中や術後に、腹部がゴロゴロ鳴って（腸鳴）腸が動いているのが実感できる。

便秘がある方は、すぐに排便を催す。

■その他の臨床上の注意点

　脾気の気滞を起こしやすい飲食の不摂生、暴飲暴食、消化の悪い食材、食べ合わせなど、脾胃に負担をかけない日常を心がける（食べ物、食べ方、食べる時間、食べる速度、湿熱など）。

　その際の日常の「気づき」としては、食後の脘腹脹悶（腹脹）の出方と、その解消するまでに要する時間を気にかけていただき（朝食べて夜まで腹脹が残る方もいる）、食べ合わせ（時には何を飲食してもなど）により、その脘腹脹悶（腹脹）がひどくなるのを極力避けていただく。

‖‖‖‖‖‖ （6）降気平喘・理気寛胸穴 ‖‖‖‖‖‖

■常用される症状

　「降気平喘・理気寛胸」穴は、心肺の気機が壅滞して、胸悶疼痛、心悸、心痛、咳嗽、気喘などの症状が現れた際に用いる。

　心の生理は、「血脈の循環」「神明（精神）を主る」「舌に開竅」、肺の生理は、「呼吸を主る」「宗気（言語・音声・呼吸）を主る」「宣発と粛降を主る」「水道を通調」「皮毛に合し、鼻に開竅」となる。

■代表的な経穴（位置は 37 頁参照）

　巨闕、膈兪、章門、厥陰兪、支溝、極泉、内関、郄門、膻中など。

■代表穴の解説

①巨闕（上腹部の正中線上、へその上 6 寸の所）

　心の募穴で寧心安神の穴性が強い。

　さらに、降逆平喘（肺気不降の咳逆上気など）と調理中焦（吐瀉、噯気呑酸、腹脹腹痛など）の効果もある。

②膈兪（肩甲骨の下端を結んだ線上の背骨とすぐ下の背骨の間から両側に
　1 寸 5 分の所）

　八会穴の血会穴。

　理気降逆（胃気上逆の呃逆、嘔吐、肺気上逆の喘咳など）の穴性が強い。

　さらに、血会（八会穴）で血証の要穴なので、補血止血（貧血、各種出血など）の効果もある。

代表穴の位置〈降気平喘・理気寛胸穴〉

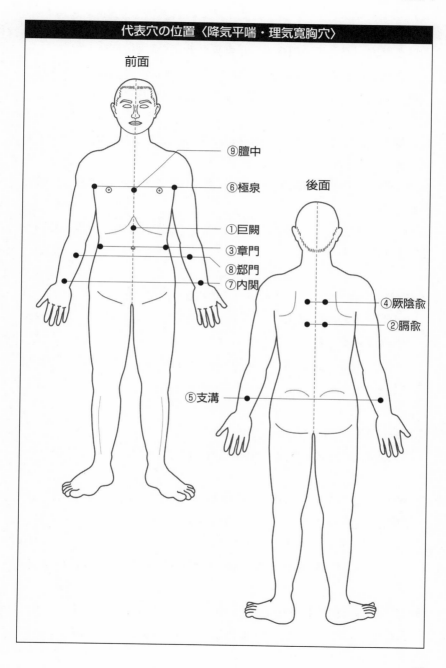

前面

⑨膻中
⑥極泉
①巨闕
③章門
⑧郄門
⑦内関

後面

④厥陰兪
②膈兪

⑤支溝

③**章門**（側腹部、第11肋骨端下縁）

　脾の募穴。八会穴の臓会穴。足厥陰肝と足少陽胆の交会穴。

　疏肝健脾（肝脾不和の腹脹、腸鳴、脇痛、泄瀉など）の穴性がある。

　脾の募穴で、養血活血（血虚、血瘀など）の効果もある。

④**厥陰兪**（肩甲骨の下端を結んだ線上の背骨から4つ上の背骨のすぐ下から両側に1寸5分の所）

　粛降肺気（咳嗽、気喘）と理気（胃気上逆の嘔吐、呃逆など）の穴性がある。

　さらに、心包の背兪穴で、活血、理気、止痛（心痛、胸悶、心悸など）の効果もある。

⑤**支溝**（手首の甲側のしわの中央から肘に3寸向かった所）

　手少陽三焦経の経火穴。

　調暢少陽経気（脇肋痛など）の穴性がある。

　さらに、便秘（血虚津枯、陽明熱盛、燥熱内結、情志不暢）の常用穴でもある。

⑥**極泉**（腋窩、腋窩中央の所）

　理気活血寛胸（気滞血瘀の胸悶、心痛、気短、心悸など）の穴性がある。

⑦**内関**（手首の内側にある横ジワの中央から肘に2寸向かった所）

　手厥陰心包経の絡穴、心包経と陰維脈との交会穴。

　寧心安神、平喘止咳の穴性がある。

　さらに、行気散滞、和胃降逆（胃脘痛、嘔吐、呃逆など）の効果もある。

⑧**郄門**（手首の内側にある横ジワの中央から肘に5寸向かった所）

　手厥陰心包経の郄穴で、理気止痛、寧心安神の穴性がある。

さらに、陰経の郄穴は血証を治すことから、滋陰・清営止血の効果がある。

⑨膻中（両側の乳首を結んだ線上の中央）

胸腔の中央に位置し、「上気海」とも言い、気会（八会穴）、心包経の募穴なので、補気理気の穴性が強い。

さらに、降逆化痰、寛胸利膈（咳嗽、痰喘、心痛、心悸、心煩など）の効果もある。

■経穴の反応とその解消
［反応］

経穴を按圧すると圧痛も明確で、硬結も触れる。

刺入感は、決してスムーズには進まず、場合によっては、クックッと引っ掛かるように針が進む。

その感覚は、表層に現れることが少なくない。

切皮痛や刺入痛（得気とは異なる感覚）が出やすいので注意する。

［解消］

「気滞」特有で、表層が緊張していることがしばしばで、切皮で刺入痛がでやすいので、注意深く刺入する。その際に不快な刺入痛を出してしまうと、一気に気滞が悪化して、その後の刺入が困難になることもある。

刺入後はあまり早めの捻転はせず、いたずらな刺入痛を出さずに、ゆっくりと提挿して、時には下層→上層、上層→下層へと、大きなストロークでゆっくり提挿すると、心地よい得気（ズーン！）が出ると同時に気滞が解消しやすい。

施術中や施術後に、「気逆」の際は、気がスーッ（またはストン）と降りてくる感覚、さらに胸脇部のモヤモヤが取れて、スッキリする

感覚が出る。

■その他の臨床上の注意点

　心肺の気滞を考えると、深呼吸の指導や精神的なストレスを普段から解消するように指導したい。

　太極拳や導引などの運動療法により、胸脇を広げる動作を指導したり、清浄な空気の吸入、気分的にリラックスできる環境を心がける。

　喫煙や空気の悪い環境にも注意を払い、加湿器なども有効に使用したい。

‖‖‖‖‖‖‖（7）理気通絡止痛穴 ‖‖‖‖‖‖‖

■常用される症状

　「理気通絡止痛」穴は、主に経絡や経筋の気機の疏通が悪く、気滞が生じて疼痛を起こした際に、気機を疏通して気滞を消除するために有効な経穴である。

　臨床の現場でも使用頻度が高い。主に「阿是穴」を用いがちだが、各部のより有効な経穴を使用したい。

　各弁証により疼痛の性質（定性）と、経絡弁証により疼痛の場所（定位）を定めることが必要である。

　経気の疏調による疼痛には、疼痛箇所の経絡の原穴・絡穴・郄穴の反応を確認する必要がある。

●原穴：臓腑の原気が輸注・経過・留止する場所（臓腑の矛盾により経絡現われる疼痛）。
●絡穴：経脈が表裏経に別出する場所（表裏経や表裏臓腑にまたがった矛盾による疼痛）。
●郄穴：気血が深く集まる部位（気滞のみならず血の矛盾による疼痛）。
●交会穴の反応も確認する。

■代表的な経穴（位置は43頁参照）

　天井、少海、手五里、臂臑、長強、環跳、居髎、秩辺、承扶、殷門、中瀆など。

■代表穴の解説

①**天井**（肘の後面、肘頭の上方1寸の所）

手少陽三焦の合土穴で、行気止痛（偏頭痛・肩臂痛など）の穴性が強い。

さらに、散結活絡（瘰気・瘰癧［コブや腫れものなど］）の効果もある。

②**少海**（肘前内側、上腕骨内側上顆の前縁、肘窩横紋と同じ高さ）

手少陰心経の合水穴。

理気通絡（心痛、腋脇痛、頚痛、手攣臂麻など）の穴性がある。

さらに、心経の合穴で寧心安神（健忘、癲癇、善笑など）の効果もある。

③**手五里**（上腕外側、曲池と肩髃を結ぶ線上、肘窩横紋の上方３寸の所）

通経活絡（肘臂攣急・疼痛不挙・上肢不遂など）の穴性がある。

さらに、理気散結（瘰癧［腫れもの］など）の効果がある。

④**臂臑**（上腕外側、曲池と肩髃を結ぶ線上、肘窩横紋の上方３寸の所）

手陽明大腸絡之会、手足太陽と陽維脈との交会穴。

祛風通絡（肩臂痛、頚項拘急など）の穴性がある。

さらに、明目・清熱・通絡の効果もある。

⑤**長強**（会陰部、尾骨の下方、尾骨端と肛門の中央）

督脈の絡穴で通経活絡・理気止痛（腰脊や尾骶部痛・脊強反折・小腸気痛など）の穴性がある。

さらに、清熱利湿、調理下焦（便血・脱肛・泄瀉・痢疾・便秘など）、寧神通絡（癲癇など）の効果もある。

⑥**環跳**（臀部、大転子の頂点と仙骨裂孔を結ぶ線上、大転子の頂点から⅓の所）

足少陽胆経と太陽膀胱経の交会穴。

通経活絡（経絡不暢による臀や下肢の疼痛など）の穴性が強い。

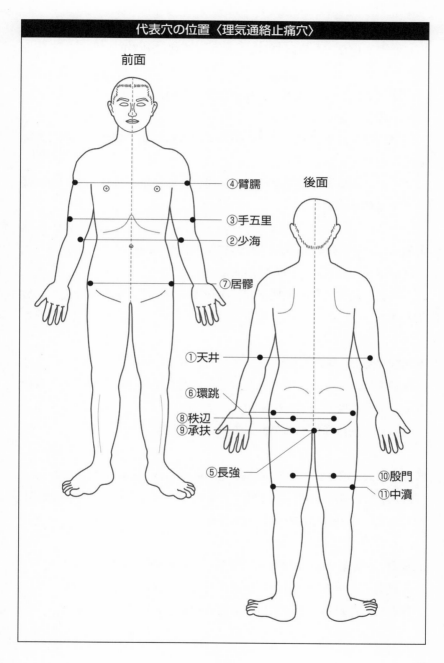

代表穴の位置 〈理気通絡止痛穴〉

前面

④臂臑
③手五里
②少海
⑦居髎

後面

①天井
⑥環跳
⑧秩辺
⑨承扶
⑤長強
⑩殷門
⑪中瀆

さらに、臀や下肢疼痛の要穴で、風湿・脾虚湿盛・湿熱阻絡・陽気不足寒湿不化などの原因によるすべての疼痛に効果的。

⑦**居髎**（臀部、上前腸骨棘と大転子の頂点の中点）
　足少陽胆経と陽蹻脈の交会穴。
　通経活絡（経絡閉阻や寒湿阻絡による腰腿痹痛、足痿、癱瘓［運動麻痺］など）の穴性がある。
　さらに、行気止痛（気滞や気機不暢による疝気、月経不調、少腹痛など）の効果もある。

⑧**秩辺**（臀部、第4後仙骨孔と同じ高さ、正中仙骨稜の外方3寸）
　通経活絡、強壮腰膝の穴性がある。
　さらに、疏調三焦（小便不利、小便赤、陰部痛、大便難など）の効果もある。

⑨**承扶**（臀部、臀溝の中点）
　疏通太陽膀胱経脈（寒凝膀胱経脈の腰骶臀股の疼痛、腰背疼、腰脚寒痛、会陰部腫痛など）の常用穴。
　さらに、消痔通便の効果もある。

⑩**殷門**（大腿部後面、大腿二頭筋と半腱様筋の間、臀溝の下方6寸）
　舒通膀胱経脈（経脈運行不暢や経脈痹阻による腰脊強痛、不可俯仰、大腿疼痛、股外側腫痛など）の穴性がある。

⑪**中瀆**（大腿部外側、腸脛靭帯の後方で、膝窩横紋の上方7寸）
　祛風湿、止痹痛（下肢痿痹、麻木など）の穴性がある。
　さらに、通経絡（半身不遂、腰股連腿痛など）の効果もある。

■経穴の反応とその解消

［反応］

　気滞なので、経穴を按圧すると圧痛も明確で、硬結も触れる。

　刺入感もスムーズには針は進まず、場合によっては、クックッと引っ掛かるように針が進む。その感覚は、表層に現れることが少なくない。切皮痛や刺入痛（得気とは異なるツーン感）が出やすいので注意する。抵抗感を無視して、無理に刺入しようとすると、鋭い刺入痛が出てしまう。

［解消］

　「気滞」特有で、表層が緊張していることがしばしばで、切皮で刺入痛が出やすいので、注意深く刺入する。その際に、不快な刺入痛を出してしまうと、一気に気滞が悪化して、その後の刺入が困難になることもある。

　刺入後は、あまり早めの捻転はせず、いたずらに刺入痛を出さずに、ゆっくりと提挿し、時には下層→上層、上層→下層へと、大きなストロークでゆっくり提挿すると、心地よい得気（ズーン！）が出ると同時に気滞が解消しやすい。

　「理気」（行気）を明確に意識して、得気を必ず出し、その感覚を疼痛箇所（針尖を向ける、疼痛箇所を切経するなど）までに誘導できれば効果が大いに期待できる。

■その他の臨床上の注意点

　経絡の不暢を起こしてしまう原因（運動不足、同姿勢での長時間の作業、繰り返し作業など）をしっかりと把握して、どこへ直接アプローチすれば理気できるかを考える。

　さらに、普段から経絡・経筋を伸びやかにするために、導引・ストレッチ・ヨガなどの運動を心がけるように指導したい。

||||||||||||| （8）舒肝解鬱穴 |||||||||||||

■常用される症状

　「舒肝解鬱」穴は、あらゆる原因により、肝の条達作用（のびのび
と働く）を失い、疏泄ができずに、気機が鬱滞して伸びやかに働くこ
とができずに出現する。

脇肋脹痛、心煩易怒、精神抑鬱、善太息を主症とする症候に用いる。

■代表的な経穴（位置は47頁参照）

　大敦、太衝、極泉、少沢、肩井、崑崙、急脈など。

■代表穴の解説

①**大敦**（足の第1指、足の親指の爪の人指し指側の根元のすぐ際）

　足厥陰肝経の井木穴。

　舒肝理気の穴性が強い。

　疝気（生殖器、睾丸、陰嚢部の症状を広く指す）の常用穴。

　さらに、引血帰経して止血効果（崩漏、便血、尿血など）がある。
また通淋効果もある。

②**太衝**（足の親指と人差し指の付け根から、足首の方向へ指で押し上げて
　指が止まる所）

　足厥陰肝経の兪土穴、原穴。

　平肝（肝風内動の痙攣抽搐など）の穴性がある。

③**極泉**（腋窩、腋窩中央の所）

　疏肝理気、止痛（情志抑鬱による胸脇や乳房脹痛、疝痛、心腹疼痛
など）の効果が強い。

代表穴の位置〈舒肝解鬱穴〉

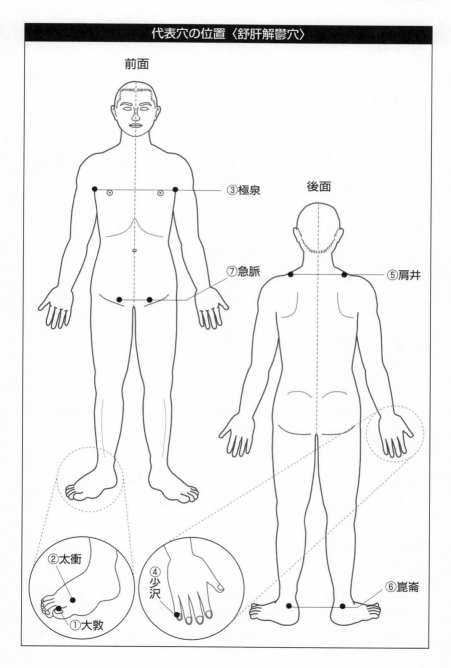

前面

③極泉

後面

⑦急脈

⑤肩井

②太衝

④少沢

①大敦

⑥崑崙

さらに、調経止痛（肝気鬱滞による月経不調、痛経など）の効果も
ある。

④**少沢**（手の第5指、手の小指の爪の外側の根元のすぐ際）
　手太陽小腸経の井金穴。
　理気通乳（肝鬱気滞による欠乳や乳癰など）の穴性がある。
　さらに、瀉血により泄熱祛邪（咽喉腫痛、目翳、胬肉攀睛、頭痛な
ど）の効果もある。

⑤**肩井**（首の付け根と肩先との中間で、盛り上がった筋肉のてっぺん）
　手足少陽経と足陽明経と陽維脈との交会穴。
　理気行気（難産、乳癰など）の穴性がある。
　さらに、理気降逆（肝陽上亢による眩暈など）の効果もある。

⑥**崑崙**（下肢外側、外くるぶしとアキレス腱との中間）
　足太陽膀胱経の経火穴。
　理気散滞（難産、胎衣不下など）の穴性がある。
　さらに、清頭明目（頭痛目眩、目痛如脱、衄衂など）や通経活絡（腰
尻疼痛、項強、肩背拘急、脚跟痛など）の効果もある。

⑦**急脈**（下腹部、恥骨結合の下から両側へ2.5寸、陰毛中にある）
　疏肝気、理下焦（疝気、陰挺、陰茎痛など）の穴性がある。

■経穴の反応とその解消
［反応］
　切経により経穴部に脹・膨・急・粟粒など、皮膚が緊張しているの
が分かる。圧痛も強く、硬結も触れることもある。
　ひどい場合には、軽く経穴部に触れただけで、棘（トゲ）が刺さっ

ているかのように、チクッチクッと経穴が反応することもある。

[解消]

　針や針管を当てただけでも身体に緊張が走ることがあるので、丁寧な接触を心掛けたい。切皮してもいやな刺痛が出てしまうことがあるので、丁寧な刺入を心掛ける。

　事前に「多少チクッとすることもありますよ！」と笑顔で伝えておくと安心する。

　比較的表層に緊張などの反応が出ていることが少なくないので、刺入直後は、丁寧にゆっくりと針を進めて、捻転・提挿も響きの程度を見ながら、少しずつ巾（はば）を大きくしていく。

　表層での緊張感（ズズズッ感）がほぐれたら、少しずつ中層→下層へ進め、緊張している箇所にアプローチする。

　施術中は、患者さんの顔や表情、身体の緊張（手を強く握る、肩をもたげる、足先をそらす、汗をかくなど）にも最大限に注意を払いながら観察することも重要になる（言葉では表現できない）。

■その他の臨床上の注意点

　「肝気鬱滞」は、日常誰でも多少なりと感じていることと思う。その肝気の気機の不暢が、正常な臓腑の働きに影響を与えて、病的な症状を呈した際に、処置が必要になる。

　日常のアドバイスで私が推奨しているのは、「ご自分が夢中になれる事がら、時間を忘れられる事がら、生き生きとしていられる事がら（読書・映画鑑賞・ドラマ鑑賞・歌唱など）などに、今まで以上に時間を割くようになど」とアドバイスしている。工夫してみていただきたい。

3. 理血穴

　血行を促進し、瘀滞を消散し凝血を推し進め、出血を制止する穴性のあるものを「理血」穴と言う。

[分類]
1、「活血化瘀」穴
　「理血」穴のうち、血行を促進して、瘀滞を消散する穴性のものを「活血化瘀」穴と言う。

2、「止血」穴
　「理血」穴のうち、凝血の速度を遅めたり、血の循環障害の原因を消除して、身体の内外の出血を制止する作用ある穴性を備えた経穴を「止血」穴と言う。

‖‖‖‖‖‖‖‖‖‖ （9）活血化瘀穴 ‖‖‖‖‖‖‖‖‖‖‖

■常用される症状

血行が不暢で血分が瘀滞すると、あらゆる病症が現れる。

例えば、血滞経閉、痛経、不孕、産後血瘀腹痛、痞塊（しこり）、癥腫瘡瘍、皮膚色のくすみ、肌荒れなどが見られる。

さらに、「活血化瘀」の経穴には、催産下胎作用もあり、難産や胎衣不下にも用いる。

また活血通脈の経穴も含み、胸痹にも適用する。

出血して瘀滞があるものでは、活血祛瘀すれば止血できる。

■代表的な経穴（位置は53頁参照）

天枢、水道、膈兪、帰来、衝門、至陰、血海、水泉、地機、次髎、天池、天泉、霊堂など。

■代表穴の解説

①**天枢**（腹部、臍中央の外方2寸の所）

大腸の募穴。

活血行瘀、温経散寒（血滞経閉など）の穴性がある。

さらに、疏調腸腑、通便止瀉、化湿行滞（治痢の要穴）、健脾消食の効果もある。

②**水道**（下腹部、へそ中央の下方3寸、前正中線の外方2寸の所）

下焦に位置し、活血理気（尿閉、淋証、疝気、月経不調など）の穴性がある。

さらに、通調水道、利水消腫（小便不利、水湿停聚の腹痛、水湿不化の水腫など）の効果もある。

③膈兪（肩甲骨の下端を結んだ線上の背骨とすぐ下の背骨の間から両側に
　１寸５分の所）

　八会穴の血会穴、血証の要穴。

　補血止血（貧血、血熱、咳血、嘔血、吐血、便血、尿血、鼻衄など）
の穴性がある。

　さらに、理気降逆（胃気上逆の呃逆や嘔吐、肺気上逆の喘咳など）
の効果もある。

④帰来（下腹部、へそ中央の下方４寸、前正中線の外方２寸の所）

　活血化瘀（瘀血内阻の少腹痛、経閉、月経不調など）の穴性がある。

　さらに、升挙陽気（気虚下陥の下焦疾患）の効果もある。

⑤衝門（鼠径部、鼠経溝、大腿動脈拍動部の外方）

　足太陰脾経と厥陰経と陰維脈との交会穴で、理血（崩漏、帯下、産
後大出血などの婦人科疾患など）の穴性がある。

　さらに、温中理気（中焦寒凝の腹脹、腹痛など）、通調水道（尿瀦留）
の効果もある。

⑥至陰（足の第５指、足の小指の爪の外側の根元のすぐ際）

　足太陽膀胱経の井金穴。

　活血理気（正胎催産の効果、胎位不正、滞産、難産、胎衣不下など）
の穴性がある。

　さらに、太陽膀胱経の井穴で清熱（頭痛目痛、鼻塞鼻衄など）の効
果もある。

⑦血海（膝に力を入れて伸ばしたとき、皿の内側やや上にできるくぼみか
　ら、太ももに２寸向かった所）

　理血調経、化瘀止痛（月経不調、経閉、痛経、崩漏、貧血など）の

代表穴の位置〈活血化瘀穴〉

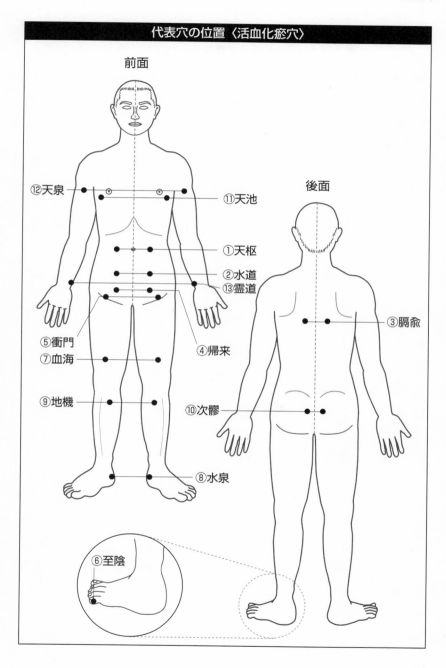

前面

⑫天泉
⑪天池
①天枢
②水道
⑬霊道
⑤衝門
⑦血海
④帰来
⑨地機
⑧水泉

後面

③膈兪
⑩次髎

⑥至陰

穴性がある。

　さらに、清熱利湿解毒（癮疹、皮膚湿疹、瘙痒、小便淋漓渋痛など）、健脾理気（脾虚腹脹、気逆、食欲不振、四肢倦怠など）の効果もある。

⑧**水泉**（足内側、太谿の下方１寸、踵骨隆起前方の陥凹部）
　足少陰腎経の郄穴。
　調補肝腎、通経活血（陰挺、経閉、痛経、月経不調など）の穴性がある。さらに、利尿啓閉（小便不利、水腫など）の効果もある。

⑨**地機**（下腿内側、脛骨内縁の後側、陰陵泉の下方３寸）
　足太陰脾経の郄穴。
　活血化瘀、調理下焦（月経不調、白帯過多、痛経、小便不利、水腫など）の穴性がある。
　さらに、足太陰脾経の郄穴で健脾和胃（腹脹、腹痛、泄瀉、飲食不下など）の効果もある。

⑩**次髎**（仙骨部、第２後仙骨孔）
　化瘀通絡（血瘀腰痛、下肢痿痹の常用穴）の穴性がある。
　さらに、調経止帯（湿熱下注の帯下など）、清利湿熱（湿熱下注の淋証、脱肛、陰挺、遺精、陽萎、便血、痔瘡など）の効果もある。

⑪**天池**（前胸部、第４肋間、前正中線の外方５寸）
　心包絡の募穴。手厥陰経と足少陽経の交会穴。
　活血化瘀、理気止痛（心脈瘀阻の胸悶、脇肋疼痛など）の穴性がある。
　さらに、宣降肺気、止咳平喘（咳嗽痰多、喘促気急など）、化瘀散結消癰など）の効果もある。

⑫**天泉**（上腕前面、上腕二頭筋長頭と短頭の間、腋窩横紋前端の下方２寸）

活血化瘀（心脈瘀阻の心痛心悸、胸脇脹満など）の穴性がある。

さらに、宣理肺気（咳嗽胸痛など）の効果もある。

⑬**霊道**（前腕前内側、尺側手根屈筋腱の橈側縁、手関節掌側横紋の上方1
寸5分）

手少陰心経の経金穴。

活血通絡（心痛、心悸、怔忡など）の穴性がある。

さらに、通絡開音（暴暗不能言など）の効果もある。

■経穴の反応とその解消

［反応］

経穴部に瘀斑や皮膚色のくすみが見えたり、切経により硬結（硬軟
いずれか）を触れることもある。

症状の状態により、その硬結の深さ・硬さも色々と変化している。

「活血化瘀」の施術の際は、必ずこの反応の確認は必須。

また施術後の硬結解消の有無も確認しておきたい。

［解消］

切皮はそれほど難しくないが、なかなか針が進まず、過密度な肌肉
に刺入している感がある。

さらに深さはそれぞれだが、針尖に明らかな硬結（硬軟いずれも）
に触れる。

捻転より提挿に重きを置き、塊を柔らかくほぐして貫通させるイ
メージで操作する（無理に強引につつくと嫌な痛み［ズンズン重い、
ビリビリとひびく、チクチクと刺される感］が出る）。

そして、柔軟な刺入感が感じられ、針がスムーズに進むと同時に「得
気」が出る。

さらに、必ず「理気」穴を配穴して「行気」（得気を広範囲に広げる）

を行うことで、瘀血が解消しやすいことも念頭に置く。

■その他の臨床上の注意点

　瘀血が出来てしまった発生機序も考慮して、広範囲にアプローチをする。例えば、気虚・血虚・陽虚・陰虚・気滞・痰濁など。

　また全体的に弁証するにおいて、「瘀血」が明確ならば、どこか他の箇所に関連した「血虚」が見られたり、「冷え」を見ることがある。

　時系列（病歴）をしっかり判断して、どの原因が第一義的な証かを見極めて、根本治療（本治法）も必要になってくる。

|||||||||||||||| （10）止血穴 ||||||||||||||||

■常用される症状

例えば、喀血、衄血、便血、尿血、崩漏、紫癜（青あざなど）、しみ、くすみなどの症に用いる。

「止血」穴の具体的な応用は、出血の原因と具体的な症候により、適切な止血穴を選択したり配穴する。

血熱妄行による出血には、「清熱止血」穴を選択し、さらに「清熱」穴を配穴する。また脾不統血による出血には、「補脾気」穴を配穴する。

■代表的な経穴（位置は59頁参照）

上星、孔最、郄門、陰郄、膈兪、承山、合陽、隠白、中都、少商、二白、脾兪など。

■代表穴の解説

①**上星**（頭部、前正中線上、前髪際の後方1寸）

督脈で清熱して止血する（肺胃熱盛で迫血妄行の鼻衄など）穴性がある。

さらに、通竅清脳（頭暈目眩、鼻塞鼻淵、目眦赤痛など）と安神定志の効果もある。

②**孔最**（前腕部外側、尺沢と太淵を結ぶ線上、手関節掌側横紋の上方7寸）

手太陰肺経の郄穴で、止血（肺の実熱・虚熱による喀血、痰中帯血など）の穴性が強い。

さらに、調理肺気（咳嗽、哮喘、咽喉腫痛など）と清腸腑熱（痔瘡便血など）の効果もある。

③郄門（前腕前面、長掌筋腱と橈側手根屈筋腱の間、手関節掌側横紋の上方5寸）

　手厥陰心包経の郄穴で、滋陰清営止血（咳血、嘔血、衄血など）の効果がある。

　さらに、理気止痛（心痛、胸悶、心悸、心煩など）と寧心安神の効果もある。

④陰郄（前腕前内側、尺側手根屈筋腱の橈側縁、手関節掌側横紋の上方0.5寸）

　手少陰心経の郄穴。

　清虚熱、止血（心痛、心悸、胸中熱、頭痛、目眩、喉痹、喀血、衄血など）の穴性が強い。

⑤膈兪（肩甲骨の下端を結んだ線上の背骨とすぐ下の背骨の間から両側に1寸5分の所）

　八会穴の血会穴、血証の要穴で、補血止血（貧血、血熱による各種出血［咳血、嘔血、吐血、便血、尿血、鼻衄など］）の穴性が強い。

　さらに、理気降逆（胃気上逆の呃逆・嘔吐、肺気上逆の喘咳など）の効果もある。

⑥承山（下腿後面、腓腹筋筋腹とアキレス腱の移行部）

　調理腸道（熱蘊大腸による痔瘡便血、大便裏急後重、便秘など）の穴性がある。

　さらに、疏理筋脈、緩急止痛（腰背疼痛、下肢疼痛痿痹など）の効果もある。

⑦合陽（下腿後面、腓腹筋外側頭と内側頭の間、膝窩横紋の下方2寸）

　調経固崩止血（出血不止、淋漓不断［だらだらと止まらない］など）

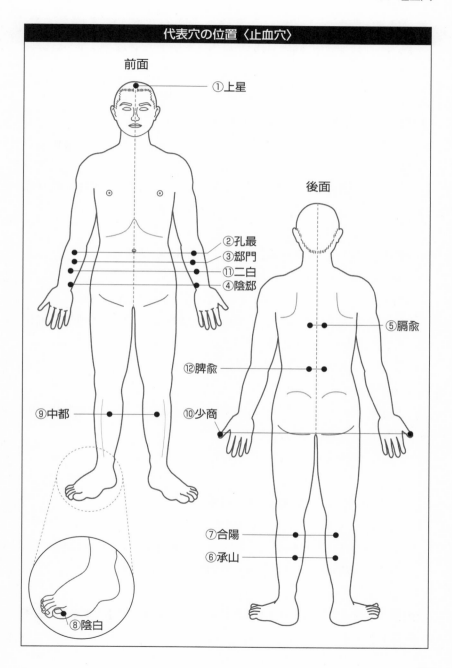

代表穴の位置〈止血穴〉

の穴性がある。

　さらに、調理下焦（帯下過多、陽萎遺精など）と舒筋活絡（腰脊強痛など）の効果もある。

⑧**隠白**（足の親指の爪の外側の根元のすぐ際）

　足太陰脾経の井木穴で、止血（月経過多不止、大便下血、衄血不止など）の穴性が強い。

　さらに、健脾益気（腹痛、納呆、嘔吐、泄瀉など）、醒神開竅（暴昏不省人事、癲狂、夢魔不寧など）の効果もある。

⑨**中都**（下腿内側、脛骨内側面の中央、内果尖の上方７寸）

　足厥陰肝経の郄穴。

　調経止血（肝失疏泄の崩漏、月経過多など）の穴性がある。

　さらに、舒理肝気（疝気、小腹疼痛、白帯過多、腹脹、泄瀉、痢疾など）、舒通経絡（四肢浮腫、下肢麻痺疼痛など）の効果もある。

⑩**少商**（手拇指、爪の外側の根元のすぐ際）

　手太陰肺経の井木穴で、解表清熱（点刺瀉血により、咽喉腫痛、咽痛、咳嗽、鼻衄など）の穴性がある。

　さらに、醒神開竅（癲狂、中風昏迷、中暑など）の効果もある。

⑪**二白**（前腕前面、手根横紋の中央の直上４寸）

　奇穴。

　療痔止血（痔疾、痛痒下血、脱肛、裏急後重など）の穴性が強い。

　さらに、通絡止痛（前臂疼痛、胸肋疼痛など）の効果もある。

⑫**脾兪**（肩甲骨の下端を結んだ線上の背骨から４つ下背骨のすぐ下から両側に１寸５分の所）

脾の背兪穴で、益気摂血（便血、崩漏など）の穴性がある。

　さらに、脾胃疾患の常用穴で、袪湿化痰（水腫腹水、胸悶痰嗽など）の効果もある。

■経穴の反応とその解消

［反応］

　経穴部はやや膨隆したり、血斑や皮膚のくすみが見えることもある。

　刺入も難しくなく（慢性化したものは、やや刺入が困難）、針の進みもスムーズ（スースー、ツルツル感）で、しかし得気の出現は鈍い。抜針後は、経穴部より出血することも少なくない。

　止血しづらいが、綿花で強めに抑えて止血する。瘀血の際の血色（黒味がかかった）とは異なり、鮮紅色を呈する。

※瘀血色の際は、瀉血の意と判断して、鮮紅色になるまで絞り出すことも可。

［解消］

　捻転をゆっくり丁寧に操作して、針体の周囲に粘りを出すようにする。そして粘度が増すにつれて、ズンズン、ズズッという「得気」が現れる。この感覚を出さないと効果は薄い。上中下の各層にまんべんなく、そのような感覚を出したい。

■その他の臨床上の注意点

　「止血」穴は、あくまで標治法の性質が強いので、同時にその根本原因（本治）へのアプローチは、普段から必要になる。清熱、摂血、陽亢など。

4. 解表穴

IIIIIIIIIIIIIIII **(11）解表穴** IIIIIIIIIIIIIIII

■常用される症状

　病位が表で、風寒虚証と風熱表症に対応し、さらには、風湿・風燥・暑湿などの病邪が肌表に侵襲して起こる証に対応する。

　症状としては、発熱、悪寒、項強、鼻塞、咳嗽、咽痛、無汗や有汗、急性の皮膚疾患、筋肉のトラブル、脈浮などの症状を目標にする。

■代表的な経穴（位置は63頁参照）

　多くは頭部や上背部と上肢の外側にあり、手陽明大腸・手太陽小腸・足太陽膀胱・足少陽胆・督脈に「解表」穴は集中している。
○風寒表証では：大椎・風池・風府・風門・大杼・合谷・復溜・経渠など。
○風熱表証では：大椎・曲池・外関・合谷・内庭・労宮・少商・商陽など。

■代表穴の解説

①**大椎**（首の後面、頭を前に曲げると出る首の付け根の大きな骨のすぐ下）

　督脈と手足三陽経の交会穴で、「諸陽の会」「主衛主表」なので、衛表に障害がある場合には、大椎を用いる。

②**風池**（後頸部、後頭骨の下方、胸鎖乳突筋と僧帽筋の起始部の間の陥凹部）

　手足少陽経と陽維脈の交会穴。

　祛風・解表散寒の要穴。

　手足の少陽と陽維脈の会なので、清頭明目の効果が強い。

代表穴の位置 〈解表穴〉

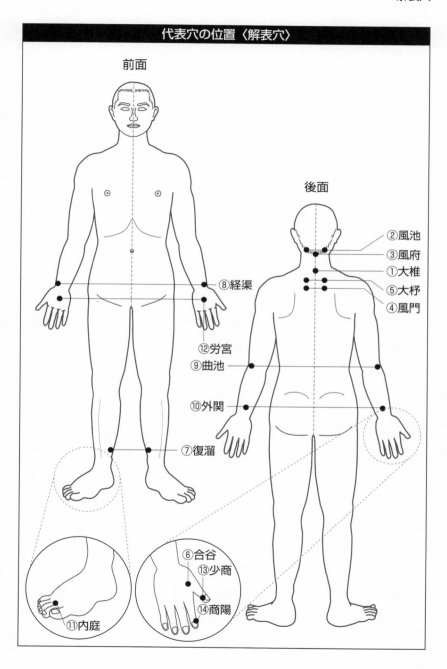

前面

後面

⑧経渠

②風池
③風府
①大椎
⑤大杼
④風門

⑫労宮
⑨曲池
⑩外関
⑦復溜

⑥合谷
⑬少商
⑭商陽
⑪内庭

③**風府**（後頸部、後正中線上、外後頭隆起の直下、左右の僧帽筋間の陥凹部）

　督脈と足太陽膀胱経と陽維脈との交会穴。

　清熱散風の穴性が強い。

④**風門**（上背部、第２胸椎棘突起下縁と同じ高さ、後正中線の外方１寸５分）

　督脈と足太陽膀胱経の交会穴。

　疏風解表、清熱宣肺の穴性が強い。

⑤**大杼**（上背部、第１胸椎棘突起下縁と同じ高さ、後正中線の外方１寸５分）

　八会穴の骨会穴。

　手足の太陽経の交会穴。

　疏風散邪、宣肺止咳の穴性が強い。

⑥**合谷**（手の甲側で、親指と人差し指を合わせてできるふくらみの中央）

　手陽明大腸経の原穴で、疏風散邪や宣肺止咳作用が強い。

　さらに、「多気多血」で手陽明経気が出入留止する場所なので、合谷を刺激することで、経気の開閉を調整する作用が強くなる。

⑦**復溜**（下腿内側、内くるぶしのアキレス腱側の端から真上に２寸の所でアキレス腱の際）

　足少陰腎経の経金穴で肺に応じ、肺は皮毛を主るので、瀉法を用いると発汗解表の穴性が現れ、補法を用いると止汗の穴性が現れるので、盗汗・自汗、汗出不止に有効となる。しかし、あくまで経穴の反応を見ながら補瀉をする。

⑧**経渠**（前腕前外側、橈骨茎状突起と橈骨動脈の間、手関節掌側横紋の上方１寸）

　手太陰肺経の経金穴。

合谷の穴性の祛風散寒を補助強調したい時に選択する。

さらに、宣肺止咳と理気降逆の作用が強い。

⑨**曲池**（肘の外側、肘を曲げた時にできる横ジワの外端）

手陽明大腸経の合土穴。

解表清熱の穴性が強い。

さらに、営血に熱を持った際にも効果を発揮するので、風熱の皮膚病に抜群の効果がある。瀉血も可。

⑩**外関**（手首の甲側の横ジワの中央から肘に向かって２寸の所）

手少陽三焦経の絡穴で、陽維脈との交会穴で、疏風清熱（頭痛、目赤腫痛、耳鳴、耳聾など）の穴性が強い。

つまり表に熱が停滞している（触って熱い・発赤・熱い汗）などの場合に、特効がある。

⑪**内庭**（足の甲側で、人差し指と中指との付け根）

足陽明胃経の榮水穴なので、風熱の勢いが強い（高熱・強い発赤など）場合に有効。

特に、胃経上の高熱（鼻衄・口臭・歯衄・赤味の強いニキビなど）に特効がある。

⑫**労宮**（手のひらの中央）

手厥陰心包経の榮火穴なので、「煩熱」に特効する。

つまり、疏散風熱（熱病発熱汗不止、煩満而欲嘔、風熱など）と解表（除煩）の効果が強い。

⑬**少商**（手の親指の爪の内側の根元のすぐ際）

手太陰肺経の井木穴。

清熱解表、清肺利咽の穴性が強い。瀉血も可。

⑭**商陽**（手の人差し指の爪の親指側の根元のすぐ際）

手陽明大腸経の井金穴。

清熱消腫、開竅醒神の穴性が強い。瀉血も可。

■経穴の反応とその解消

［反応］

切経により、表面的に硬結や張りを触れることができ、風寒では、経穴部の肌の色が白色・粟粒（鳥肌）が見られ、風熱では、発赤や血腫や毛細血管が浮いていることもある。

刺針すると、風寒の場合は、切皮がやや困難（ズズッ感）で表層で針が進みづらい。風熱の場合は、風寒ほど渋らないが、やはり表層で針が進まない（ズッ感）。

さらに針を進めて行くと、中層と下層には矛盾が無く、針体が表層を過ぎる部分だけに抵抗を感じる。

［解消］

表層での操作に重点を置き、捻転をゆっくり繰り返し、表層のその抵抗感を解消する。

時には、一度中層に刺入して、そして表層に針を引き抜く（提＞挿）操作を意識する。

施術の前に、項肩背部に散針や集毛針や按摩を施しておくと、穴性を発揮しやすくなる。

風寒では、施灸を行うことで穴性を導きやすい。

［施針直後に期待される反応］

風寒では、経穴周辺が赤みを帯び、毛穴の緊張感が解消し、うっす

らと汗ばみ、硬結や張りが取れればよい。
　風熱では、経穴周辺の赤みや熱感が取れて、汗ばむと穴性が現れる。

||||||||||| （12）止咳平喘化痰穴 |||||||||||

■常用される症状

　咳嗽や気喘を主症とするものに用い、痰がからむようならば、化痰（祛痰）穴も配する。

　その他、外感と内傷、さらに寒熱虚実によって使い分けたり、配穴が異なる。

■代表的な経穴 （位置は 69 頁参照）

○代表穴：列缺、太淵、尺沢、中府、水突など。

○定位穴：缺盆、気戸、庫房、屋翳、膺窓、歩廊、神封、霊墟、神蔵、
　　　　　彧中、兪府、食竇、天渓、胸郷、周栄、大包、淵液、輒筋、
　　　　　玉堂、紫宮、華蓋、譩譆、肩中兪、定喘など。

■代表穴の解説

①**列缺**（手首の内側の横ジワの親指側に脈が触れる所から、肘に向かって
　　１寸５分の所）

　風寒や風熱による咳喘に有効。

　八会穴の一つで、照海と配することで、慢性の咳喘にも有効。

　祛痰の穴性も有し、広範囲に咳喘に応用が利く。

②**太淵**（手首の内側の横ジワの親指側に脈が触れる所）

　手太陰肺経の原穴で、任脈との交会穴で、虚喘（弱々しい咳喘）に対応する。

　脾肺両虚の咳喘（痰多気喘など）にも効果的。

③**尺沢**（肘の内側、肘を伸ばした時の肘の外側にある横ジワの外端）

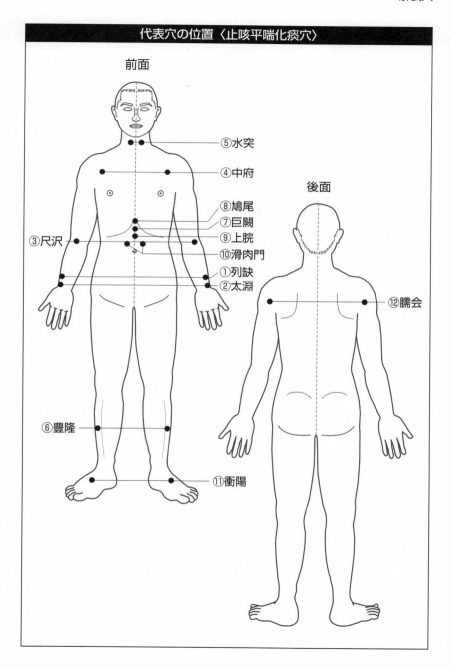

代表穴の位置〈止咳平喘化痰穴〉

前面

⑤水突
④中府
⑧鳩尾
⑦巨闕
⑨上脘
⑩滑肉門
③尺沢
①列缺
②太淵

⑥豊隆

⑪衝陽

後面

⑫臑会

手太陰肺経の合水穴で、清泄肺熱の穴性が強いので、肺熱咳喘（込み上げるような熱い咳喘）に効果的。

　さらに、清暑和胃（急性の吐瀉など）の穴性もあり、清暑熱の効果も強い。

　したがって、温病による咳喘にも効果的ある。

④**中府**（前胸部、第1肋間と同じ高さ、鎖骨下窩の外側、前正中線の外方6寸）

　肺の募穴。手足太陰肺脾との交会穴。止咳平喘の穴性が強い。

　さらに、清瀉肺熱の効果も強いので、咳喘の他に、咽痛・胸悶・気喘・咳血などにも効果的である。圧痛が強い。

⑤**水突**（前頚部、輪状軟骨と同じ高さ、胸鎖乳突筋の前縁）

　止咳平喘と理気化痰の効果が強い。

　圧痛が強い場合には、即効性がある。

●その他、缺盆、気戸、庫房、屋翳、膺窓、歩廊、神封、霊墟、神蔵、或中、兪府、食竇、天渓、胸郷、周栄、大包、淵液、輒筋、玉堂、紫宮、華蓋、譩譆、肩中兪、定喘などの前胸部の経穴は、圧痛点や硬結や陥凹などの反応部を探して、単刺や皮内針や円皮針などで、劇的な効果を見ることが度々ある。

■経穴の反応とその解消
［反応］

　実喘の際は、硬結や圧痛が明確にあり、針の進み方も渋り、得気が出やすい。

　虚喘の際は、陥凹や圧痛が出ていることもあり、針はスムーズに入るが、ところどころに渋る箇所がある。

［解消］

　硬結の深さや硬さ、陥凹の深さなどを切診で観察し、捻転と提挿を操作して、反応を解消していく。

　その際、提挿の「提」より「挿」を意識して操作すると解消しやすい。

祛痰（化痰）穴としての配穴

　多くは任脈、足陽明胃経に集中し、背部兪穴の肺兪や脾兪なども有効である。

■代表的な経穴（位置は69頁参照）

　豊隆、巨闕、鳩尾、上脘、滑肉門、衝陽、臑会など

■代表穴の解説

⑥豊隆（下腿外側、外くるぶしと膝の皿の外側のくぼみとの中間）

　強い祛痰（化痰）作用がある。

　足陽明胃経なので、健脾和胃を前提として痰飲を化す。

　胃内停水や水腫を目標に取穴すると良い。

⑦巨闕（上腹部、前正中線上、臍中央の上方6寸）

　心の募穴で、寧心安神効果が強い。

　さらに、調理中焦の穴性もあることから、咳喘吐瀉や肺気が粛降しない咳喘上気（込みあがる喘咳）に効果的である。

⑧鳩尾（みぞおち、心窩部の部位）

　祛痰の効果が強いが、心痛・心悸・心煩などを目標にする。

　さらに、和胃降逆の効果もあるので、咳喘と嘔吐が同時に見られたり、胃痛や食滞も考慮する。

⑨**上脘**（上腹部、前正中線上、臍中央の上方5寸）

　任脈と足陽明胃手太陽小腸との交会穴。

　益気化痰効果が強い。

　つまり肺虚痰嗽（咳声低微、面白汗出、咳痰無力など）に有効である。

⑩**滑肉門**（上腹部、臍中央の上方1寸、前正中線の外方2寸）

　化痰とともに鎮驚の穴性もある。

　さらに、調理中焦、健胃止嘔の穴性もあるので、胃痛咳喘・中陽不運咳喘などにも有効である。

⑪**衝陽**（足背部、第2中足骨底部と中間楔状骨の間、足背動脈拍動部）

　足陽明胃経の原穴。

　化痰通絡の効果が強い。つまり調胃気することで化痰効果が出現する。胃経に痰が阻滞して現れる下肢不随・麻痺・浮腫・口目歪斜なども参考にする。

⑫**臑会**（上腕後面、三角筋の後下縁、肩峰角の下方3寸）

　化痰の穴性を有する。

　痰が経絡に流滞する腫瘤や腫物を目標にする。

■経穴の反応とその解消

［反応］

　喀痰の性質と刺入感は似ていて、サラサラの痰が多量に出るようならば、経穴の反応も柔らかく刺入もスムーズ（スルスル感）に進む。

　少し熱を帯びた慢性化した粘痰では、経穴の硬結が硬く、時には盛り上がり腫瘤のようで、針もズルズルと引っ掛かるように進む。

■その他の臨床上の注意点

　喘咳の際の施術は、突然患者さんが咳き込んだり、態勢を変えたりするので、とっさの注意のために、手先に最大の注意を払わなければならない。

　特に置鍼などでは、折針や曲針なども起こりうる。

　単刺や捻針などで、一穴ずつ丁寧に施針して、経穴の反応をその都度解決していくこともある。

　皮内針や円皮鍼などを貼り、持続的に刺激しておくこともテクニックであろう。

5. 実　熱

■「実熱」とは

　温病などの温熱病による火邪が上炎したり、表証が解表せずに裏に侵入して化熱し、熱邪が経絡や臓腑に伝入してあらわれる諸症状を言う。

　症状としては、陽明経の熱盛で見られる歯痛・咽痛・項腫・口渇・面赤、ひどくなれば煩躁不安・癲症などを見る。

■代表的な経穴 （位置は75頁参照）

○代表穴：曲池、合谷、商陽、遍歴、内庭、陥谷、厲兌、大陵、労宮、
　　　　　少府、少沢、陶道、身柱、大椎など。

○副穴：陽池、会宗、消濼、関衝、中封、外丘、足竅陰、湧泉など。

■代表穴の解説

①**曲池**（肘の外側、肘を曲げた時にできる横ジワの外端）

　手陽明大腸経の合土穴で、解表清熱の穴性が強く、清熱の要穴。

　外感風熱で熱重寒軽の際に有効。営血に熱が侵入した皮膚疾患にも有効である。

②**合谷**（手の甲側で、親指と人差し指を合わせてできるふくらみの中央）

　手陽明大腸経の原穴。

　清熱と散寒の穴性を有する。経穴の反応を見る。

　特に面部（上焦）に熱象が集中する際に有効。

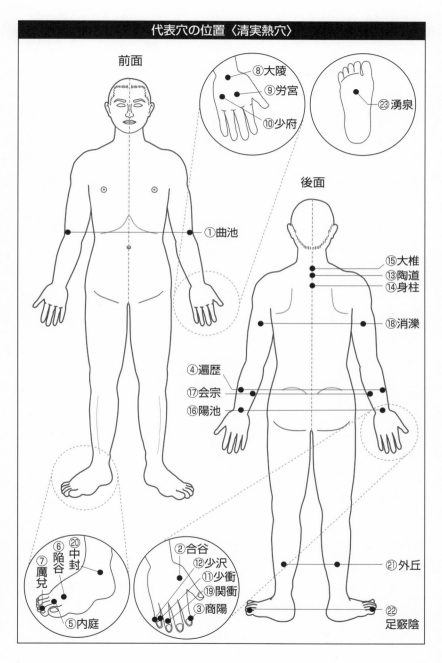

代表穴の位置〈清実熱穴〉

前面

後面

⑧大陵
⑨労宮
⑩少府

㉓湧泉

①曲池

⑮大椎
⑬陶道
⑭身柱

⑱消濼

④遍歴
⑰会宗
⑯陽池

⑥陥谷
⑳中封
⑦厲兌
⑤内庭

②合谷
⑫少沢
⑪少衝
⑲関衝
③商陽

㉑外丘

㉒足竅陰

さらに、開竅醒神や熄風鎮驚の穴性も強い。

③**商陽**（手の人差し指の爪の親指側の根元のすぐ際）

　手陽明大腸経の井金穴。

　風熱襲肺（咳嗽、咽喉腫痛、熱病汗不出など）の穴性が強い。

　胃熱熾盛にも著効がある。井穴の色（赤黒い色）を見て、瀉血も有効。

④**遍歴**（前腕後外側、陽谿と曲池を結ぶ線上、手関節背側横紋の上方３寸）

　手陽明大腸経の絡穴。

　清陽明邪熱（歯痛・咽干・口瘡・頬腫・衄衃・目赤・耳聾・耳鳴など）
の穴性が強い。

　通調水道の効果もある。

⑤**内庭**（足の甲側で、人差し指と中指との付け根）

　足陽明胃経の滎水穴。

　解表清熱の穴性が強い。

　胃火熾盛（鼻衄・口瘡・口臭・口喎・歯衃など）の特効穴。

⑥**陥谷**（足背、第２・第３中足骨間、第２中足指関節の近位陥凹部）

　足陽明胃経の兪木穴

　清熱解表（熱病汗不出など）の穴性が強い。

　健脾利湿、和胃行水（面目浮腫・水腫・腹脹腸鳴など）の効果もある。

⑦**厲兌**（足の人差し指の爪の根元の中指側のすぐ際）

　足陽明胃経の井金穴。

　上部の熱性病（熱病汗不出・歯痛・面腫・口喎・頚腫・喉痺・衄衃・
鼻塞など）を調治する穴性が強い。

　蘇厥醒神の効果もある。瀉血も可。

⑧**大陵**（手関節前面、手関節横紋の中央）

　手厥陰心包経の兪土穴、原穴。

　清泄鬱熱（身熱汗不出・暑病頭痛・心煩・目赤痛・喉痹咽干など）の穴性が強い。

　寛胸理気、清腸和胃の効果もある。

⑨**労宮**（手のひらの中央）

　手厥陰心包経の滎火穴。

　疏散風熱、解表除煩の穴性が強い。

　さらに、清心瀉火（心火亢盛の口瘡や口臭など）の効果も強い。

⑩**少府**（手掌部、労宮と同じ高さ、第4・第5中指骨の間）

　手少陰心経の滎火穴。

　清熱解表の穴性が強い。

　さらに、清心瀉火、通利小便の効果もある。

⑪**少衝**（手の小指、爪の薬指側の根元の際）

　手少陰心経の井木穴。

　清邪熱、止抽搐（ひきつけ）の穴性が強い。

　さらに、醒神開竅（神識不清・癲狂・悲喜無常・煩躁不安など）の効果も強い。

⑫**少沢**（手の小指、爪の外側の根元の際）

　手太陽小腸経の井金穴。

　泄熱祛邪の穴性が強い。

　さらに、肝鬱気滞にも効果がある。瀉血も可。

⑬**陶道**（上背部、後正中線上、第1胸椎棘突起下の陥凹部）

督脈と足太陽膀胱経の交会穴。

解表清熱（外感表証）の穴性が強い。

さらに、開竅寧神の効果もある。

⑭**身柱**（上背部、後正中線上、第3胸椎棘突起下の陥凹部）

宣通肺気（肺に鬱熱した表証、頭痛身痛、胸中熱、咳嗽気喘など）の穴性が強い。醒神開竅と解痙緩急の効果もある。

さらに、臓腑に積熱して見られる疔瘡や発背（背部の腫れ物）にも有効。

⑮**大椎**（首の後面、頭を前に曲げると出る首の付け根の大きな骨のすぐ下）

督脈と手足三陽経の交会穴。

全身の退熱の要穴。

振奮陽気と疏風散寒の穴性が強い。

さらに、双向調節作用が顕著で、風寒・風熱いずれにも有効。

⑯**陽池**（手関節後面、手関節背側横紋の中央）

手少陽三焦経の原穴。

清熱疏風解表（風熱が上攻した耳鳴・耳聾・片頭痛・口干・喉痺など）の穴性が強い。

⑰**会宗**（前腕後面、尺骨の橈側縁、手関節背側横紋の上方3寸）

手少陽三焦経の郄穴なので、急性病に適応する。

解表清熱（風熱が上擾した耳聾・耳鳴など）の穴性が強い。

⑱**消濼**（上腕後面、肘頭と肩峰角を結ぶ線上、肘頭の上方5寸）

清泄鬱熱（熱邪が上攻した頭暈・頭痛など）の穴性が強い。

さらに、醒神開竅や行気止痛の効果もある。

⑲**関衝**（手の薬指の爪の小指側の根元の際）

手少陽三焦経の井金穴。

清熱（熱病汗不出、中暑、心煩、霍乱吐瀉、口干唇裂など）の穴性が強い。さらに三焦の鬱熱を解し、経絡の気火を疏す。

⑳**中封**（足関節前内側、前脛骨筋腱内側の陥凹部、内果尖の前方）

足厥陰肝経の経金穴。

疏熱疏肝（黄疸、腹脹不欲食、身熱、咽干口渇など）の穴性が強い。さらに、通理下焦（小便不利、陰茎痛、遺精など）の効果もある。

㉑**外丘**（下腿外側、腓骨の前方、外果尖の上方７寸）

足少陽胆経の郄穴。

清熱散邪（外感表証の頭痛、発熱、悪風寒など）の穴性が強い。

㉒**足竅陰**（足の第４指、小指側の爪の根元のすぐ際）

足少陽胆経の井金穴。

清実熱（心煩、頭痛、目赤腫痛、目眩、耳聾、耳鳴などの効果が強い。さらに、肝胆の鬱結も疏泄する。瀉血も可。

㉓**湧泉**（足底部、足の裏のほぼ中央）

足少陰腎経の井金穴。

瀉熱（実熱・虚熱どちらでも）の穴性がある。さらに、醒脳開竅の効果も強い。

■経穴の反応とその解消

［反応］

外感表証の実熱では、経穴周辺が隆起して赤みを帯びていることもある。硬結もあり、圧痛も確認できる。刺針の際も、表層が渋る（ズ

ズッ感）。

　内熱の場合は、経穴周辺が膨隆しているが、刺入はスムーズなことが少なくない。経穴に発赤や熱感さえ見ることがある。

　やや慢性化すると、針に粘りつくような刺入感（ズーズーッ感）がある。

［解消］

　表層や中層の粘り感を取るために、ゆっくりと捻転する。

　時には提挿も交えて、粘り気を周辺に散らすように操作する。

　置針を長めに（10 〜 15 分）したり、刺針の前に、背部兪穴に軽く散針するなど工夫すると、清熱しやすくなる。

■その他の臨床上の注意点

　清熱の解消機序は、発汗か利尿で行われることが少なくない。

　したがって、発汗しやすい環境（室温・衣服・飲食など）に注意し、利尿も尿意を我慢せずに、頻繁に排尿する。

　施術中や施術後に、顔色（赤み）、前額や上背部の汗孔の開き具合や潤い（清熱し始める前兆）も確認したい。

　上背部の経穴では、施灸で対応して有効なことも少なくない。

‖‖‖‖‖‖‖‖‖‖ （14）清暑熱穴 ‖‖‖‖‖‖‖‖‖‖

■「暑熱」とは

　実熱と近似するが、季節性（夏季など）や周辺の環境の影響が強い。その際に個体差に注意する。例えば、気温が40度近くあり、周囲が暑邪に影響されても、普段から高温の職場（厨房や機械室などの高温の場所）や、もともと気温の高い地域の方々は影響されにくい。逆に、常に体温が低い方（冷え性など）や、外邪に侵されやすい方は、暑熱の邪が侵入しやすい。

　中暑（熱中症など）や暑さによる吐瀉に「清暑熱」穴は応用される。あまり高熱の場合は、「実熱」穴を配穴し、さらに「清虚熱」穴や「養陰止渇」穴なども配穴する。

■代表的な経穴（位置は83頁参照）
○代表穴：委中、曲沢、尺沢など。
○副穴：各井穴、十宣穴など。

■代表穴の解説
①**委中**（膝関節の裏側、軽く膝を曲げたときにできる横ジワの中央）
　足太陽膀胱経の合土穴、膀胱の下合穴。
　熱病（汗不出、暑病吐瀉、自汗、盗汗、心腹痛、手足厥冷など）の代表穴。さらに、中風昏迷などにも用いる。

②**曲沢**（肘関節前面、肘窩横紋上、上腕二頭筋腱内方の陥凹部）
　手厥陰心包経の合水穴。
　熱病（煩渇口渇）や中暑（吐瀉）の代表穴。
　心痛、心悸、胸悶、煩躁不寧などの心臓病にも用いる。

③**尺沢**（肘関節外側、肘を伸ばしたときの肘の外側にある横ジワの外端）

　手太陰肺経の合水穴。

　清暑熱（清暑和胃）の要穴。

　清泄肺熱（肺熱咳喘、咳嗽咽痛、胸悶気急、咳吐黄白痰など）などの効果も強い。

※その他

　・各井穴、十宣穴の反応も見て、瀉血も有効である。

■経穴の反応とその解消

［反応］

　実熱同様で、経穴付近に発赤、腫脹、発汗が見られることが少なくない。時として、切経により熱感を感じることもある。

　刺針の際は、スムーズに抵抗感なく刺入できる。

［解消］

　刺入後に早めに下層に到達させ、針体全体を使って捻転を駆使して、粘り気を出すようにする。

　さらに、提挿法にて、ゆっくり「挿」をして、やや早めの「提」を意識して行い、熱を外へ追い出すような意識で操作する。置針も有効。

■その他の臨床上の注意点

　実熱と同じように、熱の解消機序は、発汗か利尿で行われることが少なくない。むしろ、清暑の方が明確に発汗・利尿する。

　したがって発汗しやすい環境（室温・衣服・飲食など）に注意して、利尿も我慢せずに、頻繁に排尿する。

　前額部、頭部、後頚部を冷やして、清暑を補助する。発汗や利尿が過ぎて、陰虚を起こさないように注意したい。

代表穴の位置〈清暑熱穴〉

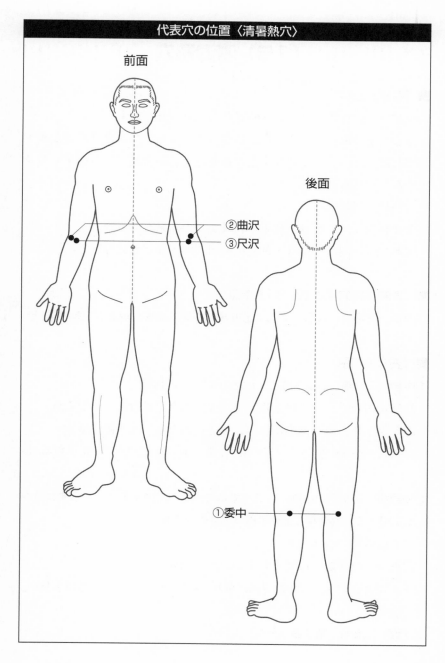

前面

②曲沢
③尺沢

後面

①委中

||||||||||| （15）清湿熱穴 |||||||||||

■「湿熱」とは

　まずは、内傷の湿熱と外感の湿熱との違いを弁別する。

　さまざまな原因により内湿が内蘊（内に蓄積）されたり、湿熱が下注すれば、胸痞・小便短少または黄赤色・舌苔黄膩（ベトベトして黄色）などが見られる。

　穴性は「清熱燥湿」となる。

　その経穴には、解毒・利胆・利尿などの効果もある。

　湿熱では、湿疹・湿瘡・黄疸・瀉痢・淋証なども見られる。

■代表的な経穴（位置は85頁参照）

　中極、陰陵泉、次髎、下髎、足五里、蠡溝、血海、商丘、三陰交など。

■代表穴の解説

①**中極**（下腹部、前正中線上、へその真下に4寸の所）

　膀胱経の募穴。人と足太陰脾と足少陰腎と足厥陰肝との交会穴。

　湿熱が下焦に蘊結（小便淋漓、尿道渋痛など）した際の要穴。

　さらに、通利水道（小便不利、尿閉、遺尿不禁など）などの効果もある。

②**陰陵泉**（膝関節の内側、向こうずねの内側で、内くるぶしからすねの内側に沿って、指で押し上げて膝の下で指が止まる所）

　足太陰脾経の合水穴。

　湿熱下注（淋証、小便不利など）の代表穴。

　さらに、健脾利湿（腹痛、腹脹、嘔吐、泄瀉、水腫など）の効果も強い。

③**次髎**（仙骨部、第2後仙骨孔）

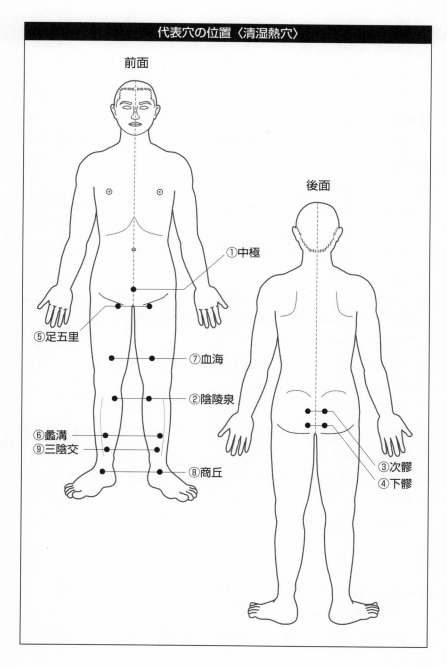

代表穴の位置〈清湿熱穴〉

前面

①中極

⑤足五里

⑦血海

②陰陵泉

⑥蠡溝
⑨三陰交

⑧商丘

後面

③次髎
④下髎

清利湿熱（湿熱下注による淋証、脱肛、陰挺、遺精、陽萎、便血、痔瘡など）の穴性が強い。

さらに、調経止帯（湿熱下注による帯下）の効果もある。

④**下髎**（仙骨部、第4後仙骨孔）

清湿熱（下焦湿熱蘊結による小便不利、小腹急痛、腸鳴泄瀉、白帯過多など）の穴性が強い。

⑤**足五里**（大腿部内側、恥骨結合の上縁と同じ高さで、前正中線の外方2寸から膝に3寸向かった所）

清湿熱（肝経湿熱による陰嚢湿痒、睾丸腫痛、小便不利、少腹脹痛、遺尿など）の穴性が強い。

⑥**蠡溝**（下腿前内側、脛骨内側面の中央、内果尖の上方5寸）

足厥陰肝経の絡穴。

清利湿熱（肝胆の湿熱による陰痒、月経不調、帯下、疝気など）の穴性がある。

⑦**血海**（膝に力を入れて伸ばしたとき、皿の内側やや上にできるくぼみから、太ももに2寸向かった所）

清熱利湿解毒（癮疹、皮膚湿疹、瘙痒、小便淋漓渋痛など）の穴性が強い。

理血調経、化瘀止痛（月経不調、経閉、痛経、崩漏、貧血など）の効果もある。

⑧**商丘**（足内果、内果の前下方、舟状骨粗面と内果尖の中央陥凹部）

足太陰脾経の経金穴。

清熱化湿（黄疸、嘔吐、便秘、腹瀉など）、健脾疏肝（身倦嗜臥、

情志不舒、腹脹、善太息など）の穴性が強い。

⑨三陰交（内くるぶしの中央から、すねに沿って膝の方へ3寸上がった所
の際）

　肝経脾経腎経の交会穴。

　健脾化湿（脾虚湿盛による腸鳴、泄瀉、痢疾、水腫、痰多など）の
穴性が強い。

　さらに、補益気穴、益肝腎、調経帯の効果がある。

■経穴の反応とその解消
［反応］

　湿熱の際は、湿＞熱（経穴部がやや盛り上がっていることも）と湿
＜熱（経穴部が発赤したり熱感があることも）により、反応の出方が
異なる。

　さらに、急性症と慢性化したものとでは、刺入感の粘度が異なる。

　寒湿に比べると、滑らかで、ツルツルとした刺入感がある。

　慢性化した湿熱では、針体にまとわりつくような粘った刺入感があ
る。

［解消］

　粘度が軽ければ、ゆっくりと捻転して、さらに滑らかになるように
し、提挿の「提」を意識する。

　粘度が強ければ、捻転をやや早めて徐々に滑らかにし、やはり提挿
の「提」を意識して、熱の放散を助長するように操作する。

■その他の臨床上の注意点

　湿熱の解消機序が、発汗（ジトッとした汗）や利尿（黄色くて短い）、
さらに排便（ドロッと粘っこい便）を催すことも少なくない。

施術中や施術直後に、刺針部やその周辺また顔の色、または皮膚病の赤みが退いていくのを確認でき、汗をぬぐう、トイレに行くなど、湿熱が動いていることを確認できる行動が見られれば可。

6. 虚 熱

■「虚熱」とは

陰陽気血の不足によって現れる発熱のことである。

虚火とも言い、両頬の潮紅、微熱、五心煩熱、骨蒸潮熱（身体の芯からじわじわと潮流のように出ては引く熱）、心煩不眠、盗汗、口燥咽干（口渇とは違い口中が渇く）、尿短赤などが見られるが、熱勢は実熱や湿熱ほどでもない。

「養陰」穴を配穴することが少なくない。

■代表的な経穴（位置は91頁参照）

陰郄、照海、労宮、魚際、復溜、湧泉など。

■代表穴の解説

①**陰郄**（前腕前内側、尺側手根屈筋腱の橈側縁、手関節掌側横紋の上方0.5寸）

手少陰心経の郄穴。

清虚熱（骨蒸盗汗、心痛、心悸、胸中熱、頭痛、目眩、喉痺、喀血、衄血など）の穴性が強い。

さらに、安心神の効果もある。

②**照海**（足内側、内くるぶしのてっぺんの下方1寸の陥凹部）

足少陰腎経と陰蹻脈の交会穴。

滋陰調経（肝腎陰虚による頭昏目眩、耳鳴、多夢遺精、両目干渋、

腰膝酸軟、肢体麻木など）の穴性が強い。

さらに、熄風止痙、利咽安神の効果がある。

③**労宮**（手のひらの中央）

手厥陰心包経の榮火穴で、清心瀉火（口瘡、口臭など）の穴性が強い。

さらに、解表除煩、醒神開竅の効果もある。

④**魚際**（手掌、第1中手骨中点の橈側、赤白肉際）

手太陰肺経の榮火穴で、清肺熱（咳嗽、哮喘、失音、咽喉腫痛、咳血など）の穴性が強い。

さらに、疏風清熱の効果もある。

⑤**復溜**（内くるぶしのアキレス腱側の端から真上に2寸の所でアキレス腱の際）

足少陰腎経の経金穴。

滋補腎陰、温腎利水（盗汗、遺精、失眠、眩暈など）の穴性が強い。

さらに、発汗解表、調理下焦の効果もある。

⑥**湧泉**（足底部、足の裏のほぼ中央）

足少陰腎経の井木穴。

泄熱清心（肝腎陰虚の肝陽上亢で見られる目眩、虚火上炎の咽喉腫痛、失音、鼻衄など）の穴性が強い。

さらに、醒脳開竅、降逆止嘔の効果もある。

■経穴の反応とその解消

［反応］

実熱や湿熱ほどではないにしても、経穴部の周辺にやや赤みがかかっていることがある。

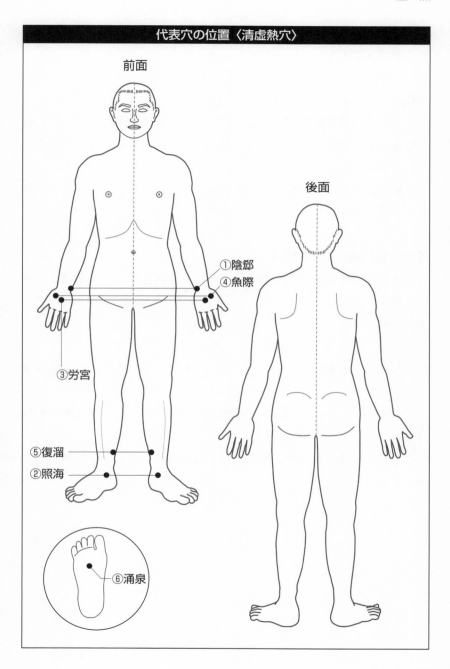

代表穴の位置〈清虚熱穴〉

前面

後面

①陰郄
④魚際
③労宮
⑤復溜
②照海
⑥涌泉

刺入時も、極端ではないにしても、刺入が容易でツルツルしている
刺入感はある。

[解消]

やはり実熱や湿熱ほどではないにしても、捻転をゆっくりを行い粘
り気を出し、提挿でも「提＞挿」を意識して、熱を外へ追い出すよう
な操作を繰り返す。

三層の、下層から中層へ、中層から上層へ熱を追い出す意識で操作
すると清虚熱しやすい。

■その他の臨床上の注意点

熱象の虚実を弁別し、実熱でなければ、陰陽気血の不足を調整すべ
く、「滋陰」「補陽」「補血」「補気」に重点を置いて治療を進めることで、
虚熱は解消できる。

清虚熱へのアプローチは少なく、置針しているだけでも穴性を導き
出されることも少なくないので、他の「不足」への作業に重点を置き
たい。

その虚熱は、発汗や利尿という解消機序を経ずに、自然と熱象が解
消される。

むしろ、陰陽気血の充実度に注目しながら治療を進めるのが肝要で
あろう。

7. 調中穴

|||||||| （17）健脾和胃・調理中焦穴 ||||||||

■常用される症状

脾虚により、中焦の気機が不利になる証に対応する。

具体的には、脾気虚、脾気下陥、脾不統血、脾陽虚、脾虚湿困が代表的。

症状としては、胃脘痛、納呆、腹脹、腹痛、完谷不化、泄瀉、小児疳積など。

■代表的な経穴 （位置は 95 頁参照）

○代表穴：中脘、足三里、公孫、三陰交、脾兪、胃兪、建里、梁門、地機、
　　　　　太白、上巨虚、下巨虚、神闕、天枢など。

○定位穴：不容、関門、外陵、大巨、温溜、上廉、下廉、漏谷、商曲、
　　　　　石関、陰郄、幽門、承満、腹哀、胃倉、意舎、梁丘、魂門
　　　　　など。

■代表穴の解説

①**中脘** （上腹部の正中線上、へそとみぞおちとの中間）

胃の募穴。八会穴の腑会穴。任脈と手太陽小腸と手少陽三焦と足陽明胃との交会穴。

胃の中部に定位し、調中消食（胃脘疼痛、胃中食積、脘腹脹満など）する。

脾胃病（特に陽虚）の要穴。

さらに、理気祛痰（哮喘など）の穴性も強い。

②**足三里**（膝下のすねの上にある突起した骨から外側１寸５分の所）

　足陽明胃経の合土穴、胃の下合穴。

　健脾和胃（胃脘疼痛など）の穴性が強い。

　脾胃病（特に気虚）の要穴。

　さらに、扶正培元（脱肛、血虚頭痛、虚証の眩暈など）と補益元気の穴性も強い。また疏風化湿の効果も十分に発揮する。

③**公孫**（足の土踏まずの内側にあるスジの中間）

　足太陰脾経の絡穴。

　健脾和胃、理気止痛（胃疼、嘔吐、腹痛、泄瀉、痢疾、水腫など）の穴性が強い。つまり、中焦の気機が不暢な症に有効である。

　さらに、八会穴の一つで「衝脈」に通じるので、調理衝任（月経不調、帯下、崩漏、痛経など）の穴性もある。

④**三陰交**（内くるぶしの中央から、すねに沿って膝の方へ３寸上がった所の際）

　足太陰脾と足厥陰肝と足少陰腎との交会穴。

　建運脾胃（脾胃虚弱）の穴性が強い。

　さらに、脾虚湿盛（納呆、飲食不化、胃脘疼痛、嘔吐、腸鳴、泄瀉、水腫など）にも健脾化湿の穴性も発揮する。

　脾肝腎経が交わるので、補益気血（遺精、陽萎、早泄、遺尿など）の効果も強い。

⑤**脾兪**（肩甲骨の下端を結んだ線上の背骨から４つ下背骨のすぐ下から両側に１寸５分の所）

　脾の背兪穴で、脾胃疾患の常用穴（特に脾陽虚）。

　さらに、祛湿化痰（水腫腹水、胸悶痰嗽など）の穴性も強い（脾陽虚の湿盛）。

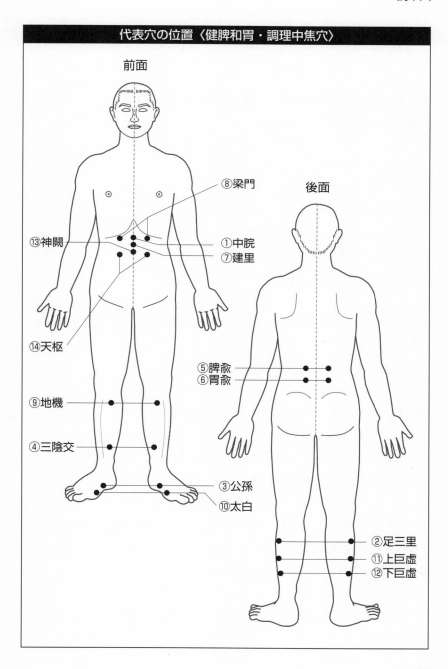

代表穴の位置〈健脾和胃・調理中焦穴〉

前面

後面

⑧梁門

⑬神闕
①中脘
⑦建里

⑭天枢

⑤脾兪
⑥胃兪

⑨地機

④三陰交

③公孫
⑩太白

②足三里
⑪上巨虚
⑫下巨虚

また、益気摂血の穴性も有するので、脾不統血（便血、崩漏など）の諸症にも有効。

⑥ **胃兪**（肩甲骨の下端を結んだ線上の背骨から５つ下背骨のすぐ下から両側に１寸５分の所）

　胃の背兪穴で、健脾和胃（胃脘痛、不思飲食、嘔吐、呃逆など）の穴性が強い（脾胃不和）。

⑦ **建里**（上腹部、前正中線上、臍中央の上方３寸）

　健脾和胃と調理中焦の穴性が強い。

　さらに、利水消腫の効果も強い。特に下焦の湿盛（むくみ、冷え、泄瀉など）を目標にする。

⑧ **梁門**（上腹部、臍中央の上方４寸、前正中線の外方２寸）

　健脾和胃と消食化滞の穴性が強い。

　さらに、升陽挙陥の効果も強い。

⑨ **地機**（下腿内側、脛骨内縁の後側、陰陵泉の下方３寸）

　足太陰脾経の郄穴で、健脾和胃の穴性が強い。

　さらに、活血化瘀（月経不調、痛経、水腫など）の穴性も強いので、脾虚血不統血にも効果的である。

⑩ **太白**（足の親指の付け根にある大きな骨の後側の際で、甲と裏の境目）

　足太陰脾経の兪土穴で原穴で、健脾和胃（食不化、納呆、胃痛、腹脹、腸鳴、泄瀉など）の穴性が強い。

　脾胃不和による疼痛にも有効。

　さらに、活血行気止痛（下肢不遂、萎症、胸脇脹痛など）の効果も強い。

⑪**上巨虚**（下腿前外側、足三里の下方３寸）

　大腸の下合穴。

　調和腸胃の穴性が強い。

　さらに、渋腸止瀉と調腸通便の双方の効果がある。補瀉を間違わないように注意する。

⑫**下巨虚**（下腿前外側、足三里の下方６寸）

　小腸の下合穴。

　調和腸胃（腹痛、泄瀉など）の穴性が強い。

　さらに、安神定志（癲癇、暴驚など）の効果もある。

⑬**神闕**（へそのこと）

　調腸胃（泄痢、便秘、腹痛など）の穴性が強い。

　さらに、益下元（淋証、小便不禁、脱肛など）と回陽固脱（四肢厥冷など）の効果も強い。陽虚の際は、温補法を用いる。

⑭**天枢**（腹部、臍中央の外方２寸の所）

　大腸の募穴。

　疏調腸腑の穴性が強い（通便と止瀉）。

　さらに、化湿行滞と健脾消食の効果も強い。

※その他の定位穴については、反応を見ながら、適宜配穴すると効果
　的である。

■**経穴の反応とその解消**

［反応］

・脾気虚（補気）

　→抵抗感が無い。最もスカスカ、反応しない、スススッのような刺

入感。

中脘穴が顕著だが、足三里・上巨虚・神闕（陥没など）などにも
見られる。

・脾陽虚（補陽）
　→軽い渋りがあり、ひどくなると固まる感がある。表層は空虚感が
　　あり、スーッと針が入り、ズズッと感じる。
　　胃兪で顕著。他にも中脘・足三里・三陰交などにも見られる。

・中気不暢
　→針が進みにくい。一度進むとすんなりと空虚感が現れる、ツツッ
　　スーと感じる。
　　中脘・公孫・建里・天枢などで顕著。

［解消］
　その状況により、ケースバイケースで捻転と提挿を織り交ぜながら、
さらに、深さや速度なども駆使して解消する。
　※補法では＝針体全体で行うことを意識する。
　※瀉法では＝針尖で行うことを意識する。すべてがそのようではな
　　いが。

■その他の臨床上の注意点
　臨床では最も使用頻度が高く、さらに効果も表れやすいので、経穴
の反応や、針の刺入感も実感しやすい。
　これぞ、針灸治療の醍醐味を味わえると思う。
　しかし、その実感が味わえる分、じっくりと時間をかけてしまいが
ちだが、その実態は「脾気虚」が潜んでいるので、刺激のオーバードー
ゼには、細心の注意を払いたい。

　針灸治療の直後や翌日に、ひどく疲労が出てしまうのは、このケースがほとんどである。

　さらに、日ごろの食事指導にも注意を払いたい。暴飲暴食はもちろんのこと、脂っこいものや、味の濃いもの、消化しにくい食物の摂取に注意することも必要である。特に、生冷物の過食などはもってのほかである。

||||||||||| （18）通便止瀉穴 |||||||||||

■常用される症状

　大便が乾燥して硬く排便が困難なもの、あるいは排便回数が少ないものを「便秘」といい、「通便」穴を使用する。

　大便の固形状を失い、粥状あるいは水様となり、回数が多くなるものを「下痢（泄瀉）」といい、「止瀉」穴を使用する。

　主に、大腸・小腸・脾・胃の病変であるので、詳しく弁証して、その根本への治療が必要となる。

　便秘は、主に「陽明積熱」（清実熱穴）、「腎陽不振」（補陽穴）、「脾胃虚弱」（補気穴）などで現れ、下痢（泄瀉）では「脾胃虚弱」（補気穴）、「腎陽不振」（補陽穴）、「肝気鬱結」（舒肝解鬱穴）などで現れる。なお「肝気鬱結」の場合は、便秘と下痢を交互に繰り返すという特徴もある。

　使用する経穴は同じでも、その操作によって便の調整が可能になることが少なくない。

■代表的な経穴（位置は 101 頁参照）

○代表穴：天枢、足三里、大腸兪、支溝など。
○定位穴：府舎、大横、腹結、小腸兪、肓兪、気穴、四満、中注、中髎など。

■代表穴の解説

①天枢（腹部、臍中央の外方２寸の所）
　大腸の募穴。
　疏調腸腑の穴性に優れ、通便や止瀉いずれにも効果を発揮する。
　化湿行滞の効果も強く、治痢の要穴でもある。

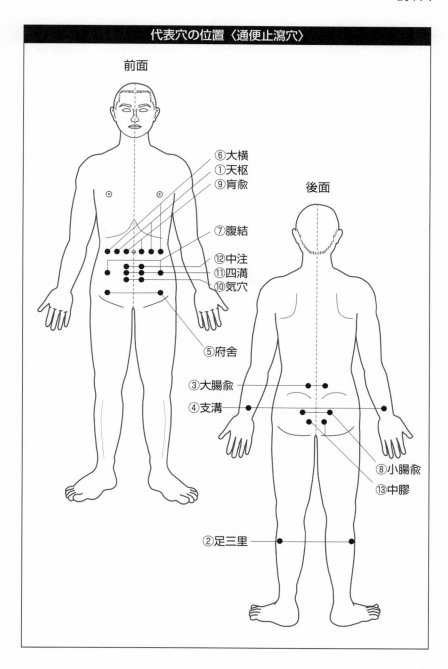

代表穴の位置〈通便止瀉穴〉

前面

⑥大横
①天枢
⑨肓兪
⑦腹結
⑫中注
⑪四満
⑩気穴
⑤府舎

後面

③大腸兪
④支溝
⑧小腸兪
⑬中膠
②足三里

さらに、健脾消食の穴性も強い。

女性の血滞経閉にも有効である。主に対症療法としての使用頻度が高い。

②**足三里**（膝下のすねの上にある突起した骨から外側1寸5分の所）

　足陽明胃経の合土穴で、胃の下合穴。

　健脾和胃の穴性が強く、脾胃病（特に気虚）の要穴。

　さらに、扶正培元（補益元気）の穴性も強い。疏風化湿の効果も十分に発揮する。

③**大腸兪**（腰部、第4腰椎棘突起下縁と同じ高さ、後正中線の外方1寸5分）

　大腸の背兪穴。調節腸腑の穴性が強く、通便・止瀉いずれにも有効である。

　腰部の症状が随伴していれば、この経穴が非常に有効である。

④**支溝**（手首の甲側のしわの中央から肘に3寸向かった所）

　手少陽三焦経の経火穴で、便秘の常用穴。

　血虚津枯・陽明熱盛・燥熱内結・情志不暢・気機鬱滞による便秘に有効である。

　さらに、調暢少陽経気の効果も優れるので、胸肋痛にも有効である。

⑤**府舎**（下腹部、臍中央の下方4寸、前正中線の外方4寸）

　足太陰脾と厥陰肝と陰維脈との交会穴で、調腸腑の穴性が強い。

　さらに理気散結の効果にも優れる（腹満・疝気など）。

⑥**大横**（上腹部、臍中央の外方4寸）

　足太陰脾と陰維脈の交会穴で、通調腸腑の穴性が強い。

　さらに、通経行気の効果にも優れる（胃痛、胃下垂など）。

⑦**腹結**（下腹部、臍中央の下方1寸、前正中線の外方4寸）

温脾止瀉の穴性がある。

さらに、行気散結の効果にも優れる（胃けいれん、臍周腹痛など）。

⑧**小腸兪**（仙骨部、第1後仙骨孔と同じ高さ、正中仙骨稜の外方1寸5分）

小腸の背兪穴で、通調下焦、疏調腸腑の穴性がある。

さらに、利湿清熱、治腰脊痛の効果にも優れる。

⑨**肓兪**（上腹部、臍中央の外方5分）

足少陰腎と衝脈の交会穴で、疏調腸腑の穴性がある。

さらに、理気止痛の効果にも優れる（胃痛、腹脹、腹痛、疝痛、排尿難渋など）。

⑩**気穴**（下腹部、臍中央の下方3寸、前正中線の外方5分）

足少陰腎と衝脈の交会穴で、止泄瀉、理下焦、調衝任、益腎気の穴性がある。

⑪**四満**（下腹部、臍中央の下方2寸、前正中線の外方5分）

通腸止瀉、調経利水、疏利下焦の穴性がある。

⑫**中注**（下腹部、臍中央の下方1寸、前正中線の外方5分）

足少陰腎と衝脈の交会穴で、調和腸腑の穴性がある。

さらに、清泄熱邪（目赤痛など）や調衝任（月経不調など）にも有効である。

⑬**中髎**（仙骨部、第3後仙骨孔）

調理下焦の穴性がある。腰腿痛の常用穴。

■経穴の反応とその解消
[反応]
　代表穴については、触診でも分かるほどの硬結や陥凹が触知できる。
　刺針の際にも、便秘では針の進み方が渋る（ズーズー、ズズッ感など）。泄瀉では、その原因により渋る場合と、抵抗無く針が進む場合がある。定位穴については、必ず触診して、反応を見ながら選穴する。硬結や陥凹はもちろん、圧痛の有無も判断材料にする。

[解消]
　明らかに硬結や陥凹が現れていることを確認して、捻転と提挿の速度や深さ、どの層での操作が有効かを判断して、速やかに得気が出るように施術する。
　得気が出ないようなら、他の経穴を選択して操作する。

■その他の臨床上の注意点
　便秘や泄瀉の弁証の注意点を見極め、その症状により苦痛を感じているか否かを確認する。
　生理的に防衛的に、その症を発している際には、経穴の反応も少ない。
　それを無理に得気を出そうと、無駄に操作すると、副反応が出てしまうことがある。
　肝気鬱結では、便秘と泄瀉を交互に繰り返す傾向があるので要注意。気鬱への対応が優先される。
　あくまで経穴の反応を重点的に注視し、刺針した際にも、得気が出にくいようなら、無理に操作はしない。

‖‖‖‖‖‖‖‖‖‖‖ （19）消食穴 ‖‖‖‖‖‖‖‖‖‖‖

■常用される症状

飲食が停滞したものの消化を助ける穴性を有しているものを「消食」穴と言う。

症状としては、脇脘脹痛、不思飲食、噯気呑酸（酸っぱいものが込みあがるゲップ）、悪心嘔吐、大便失常などがある。

「消食」穴には、健胃和中の穴性がある。

さらに、その原因により、脾虚があれば「補気健脾」穴を、脾胃気滞があれば「理気」穴を、食積化熱があれば「清実熱」穴を配穴する。

■代表的な経穴 （位置は107頁参照）

足三里、公孫、脾兪、璇璣、中脘、中庭、天枢、厲兌、内庭など。

■代表穴の解説

①足三里 （膝下のすねの上にある突起した骨から外側1寸5分の所）

足陽明胃経の合土穴、胃の下合穴。

健脾和胃（虚証や実証いずれにも有効）（腹脹、泄痢、食積不化、噯腐呑酸など）の代表穴。

さらに、扶正培元や疏風化湿の効果もある。

②公孫 （足の土踏まずの内側にあるスジの中間）

足太陰脾経の絡穴で、衝脈との交会穴。

健脾和胃、理気止痛の穴性が強い。

さらに、衝脈（八会穴）に通じて、婦科疾患にも効果を表す。

③脾兪 （肩甲骨の下端を結んだ線上の背骨から4つ下背骨のすぐ下から両

側に1寸5分の所）

脾の背兪穴で、脾胃の諸疾患（特に脾陽虚）の常用穴。

さらに、祛湿化痰や益気摂血の効果も優れる。

④**胃兪**（肩甲骨の下端を結んだ線上の背骨から5つ下背骨のすぐ下から両
側に1寸5分の所）

胃の背兪穴で、健脾和胃の穴性が強く、脾胃不和（胃脘痛、不思飲
食、嘔吐、呃逆、噯気、腹脹、腸鳴、泄瀉など）の常用穴。

⑤**璇璣**（前胸部、前正中線上、胸骨上窩の下方1寸）

消積導滞（脘腹脹満、食欲不振、噯気呑酸、悪心嘔吐など）の穴性
が強い。

さらに、寛胸利肺（喉痺咽痛、哮喘など）の効果も強い。

⑥**中脘**（上腹部の正中線上、へそとみぞおちとの中間）

胃の募穴。八会穴の腑会穴。任脈と手太陽小腸と手少陽三焦と足陽
明胃との交会穴。

穴位が胃の中部に位置しているので、調中消食の要穴。

さらに理気祛痰や安神定志の効果もある。

⑦**中庭**（前胸部、前正中線上、胸骨体下端の中点）

和胃降逆、寛胸消脹（腹満、嘔吐、納差［食が細い］、哮喘など）
の穴性がある。

⑧**天枢**（腹部、臍中央の外方2寸の所）

大腸の募穴。

疏調腸腑の穴性があり、通便にも止瀉にも穴性が働く。

さらに、化湿行滞や健脾消食と活血行瘀、温経散寒（血滞経閉など）

代表穴の位置〈消食穴〉

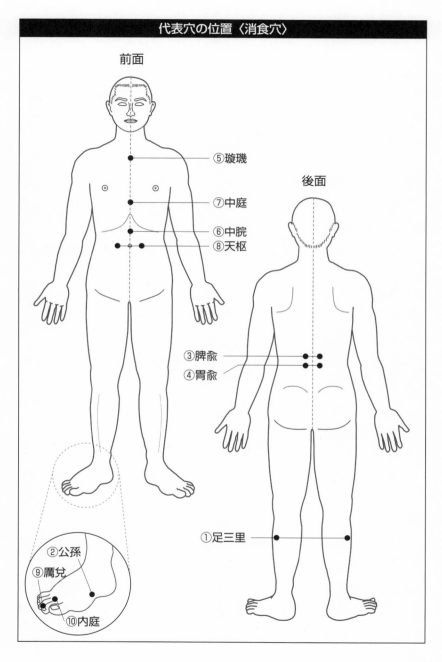

前面

⑤璇璣
⑦中庭
⑥中脘
⑧天枢

後面

③脾兪
④胃兪

②公孫
⑨厲兑
⑩内庭

①足三里

の効果もある。

⑨**厲兌**（足の第2指の爪の根元の中指側のすぐ際）

　足陽明胃経の井金穴で、清泄邪熱（心腹脹満、消谷善飢［すぐにお腹がすく］など）の穴性がある。

　さらに蘇厥醒神（癲狂、神志失常など）の効果もある。

⑩**内庭**（足の甲側で、人差し指と中指との付け根）

　足陽明胃経の滎水穴で、胃火熾盛（鼻衄、喉痺、口臭、歯衄、歯痛など）の特効穴。

　さらに解表清熱の効果もあり、腹痛、腹脹、泄瀉などにも有効である。

■経穴の反応とその解消

［反応］

　虚実と寒熱により、経穴に現れる反応は異なる。

　虚証では、抵抗なく刺入できて（ススッ感）、途中にやや粘度のある障害に当たる。

　実証では、刺入しづらく（ズズズッ感）、上中下層にすべて粘度がある障害にぶつかる感じがする。

　取穴の際は、強めに按圧を加えて、必ず響く経穴を選穴しないと、効果は望めない。

［解消］

　実証では、やや強めに捻転提挿を繰り返して、上中下層のすべてに粘度を緩めるようにする。

　針尖、針体いずれにも意識を集中して、すべての層の矛盾を解決する。ズンズンとした鈍重感のある強めの得気が出やすいが違和感は少ない。

　虚証では、丁寧に粘度がある層を探して、軽めに捻転提挿を繰り返し、矛盾を解決する。

　重だるいような（ズーン感）とした得気が出る。

■その他の臨床上の注意点

　一時的な「食滞」であれば、経穴の得気を導き出せれば、腸鳴が起こり、即座に排便して解決することが少なくない。

　しかし、日数が経過したり、慢性的に繰り返すようならば、もちろん他の弁証を立てて、他からのアプローチが必要になる。

　必ず、寒熱虚実を判別しなくては、まったく逆効果になることに最大限に注意を払いたい。

8. 利水穴

||||||||||| （20）利水消腫穴 |||||||||||

■常用される症状

　陽気が虚弱だったり気化不利により、水液の運行と輸布が異常を起こし、胸脇や胃腸や四肢などに水液が停聚して、胃中に振水音（胃内停水）を見たり、四肢重腫、水腫、小便不利を起こす場合に用いる。

　さらに、膀胱の気化不利の場合には、「補気」穴を配し、腎陽虚により水湿不化するものには、「温腎壮陽」穴を配穴する。

■代表的な経穴（位置は111頁参照）

　陰陵泉、三陰交、水分、水道、大鐘、水泉、陰交、石門、関門など。

■代表穴の解説

①**陰陵泉**（膝関節の内側、向こうずねの内側で、内くるぶしからすねの内側に沿って、指で押し上げて膝の下で指が止まる所）

　清熱利湿（湿熱下注）、通調下焦の穴性が強い。

　さらに、健脾利湿、行気導滞、益腎利湿、行気利湿の効果もある。

②**三陰交**（内くるぶしの中央から、すねに沿って膝の方へ3寸上がった所の際）

　足太陰脾経の合水穴。

　健脾化湿（脾虚湿盛）の穴性が強い。

　さらに、肝経脾経腎経の交会穴で、補益気血の穴性もある。また益肝腎、調経帯の効果もある。

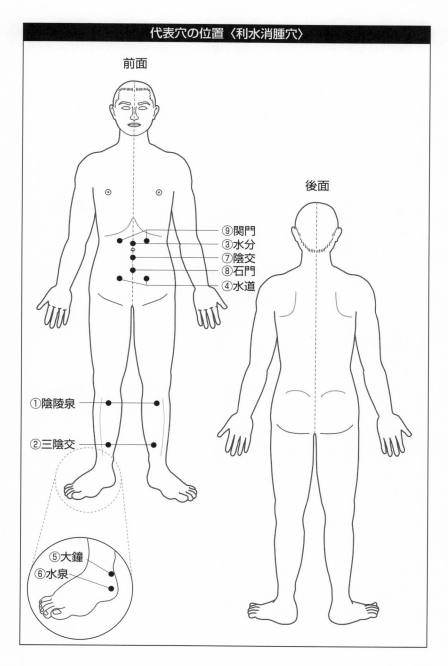

代表穴の位置〈利水消腫穴〉

前面

後面

⑨関門
③水分
⑦陰交
⑧石門
④水道

①陰陵泉

②三陰交

⑤大鐘
⑥水泉

③**水分**（上腹部、前正中線上、臍中央の上方１寸）

　水腫（膀胱気化不利、脾不建運水湿停滞、腎陽虚衰水湿不化）の要
穴。さらに健脾和中の効果もある。

④**水道**（下腹部、臍中央の下方３寸、前正中線の外方２寸）

　通調水道、利水消腫の穴性が強い。

　さらに、活血理気の効果もある。

⑤**大鐘**（足内側、内果後下方、踵骨上方、アキレス腱付着部内側前方の陥
　凹部）

　足少陰腎経の絡穴で、足太陽膀胱に通ず。

　そこで、通調水道、利水消腫の穴性がある。

　さらに、調経、清熱（腎陰不足の虚熱）、安神定志の効果もある。

⑥**水泉**（足内側、太谿の下方１寸、踵骨隆起前方の陥凹部）

　足少陰腎経の郄穴で、利水啓閉の穴性がある。

　さらに足少陰腎経の原穴で、調補肝腎、通経活血の効果もある。

⑦**陰交**（下腹部、前正中線上、臍中央の下方１寸）

　任脈と足少陰腎と衝脈の交会穴。

　通調水道、利水消腫の穴性がある。

　さらに、足少陰腎経と衝任脈との会穴で、調経理血の効果もあり、
温補下焦の効果もある。

⑧**石門**（下腹部、前正中線上、臍中央の下方２寸）

　三焦経の募穴で、通調水道、利水消腫の穴性がある。

　さらに、温腎散寒・調経止帯の効果もある。

⑨**関門**（上腹部、臍中央の上方3寸、前正中線の外方2寸）

　利水消腫の穴性がある。

　さらに、調理胃腸の効果もある。

■経穴の反応とその解消

［反応］

　経穴を探していると（切経）、経穴が膨隆していたり、湿潤したり、皮下に水湿が溜まっている様子が触れることもある。

　切皮は容易で、ツルツルと針が進む。

　さらに刺入後も、ツルツルとした滑らかな刺入感がある。

［解消］

　提挿と捻転を繰り返していると、粘り感が出てきて、針体にまとわりつく感じも出て来る。

　操作を繰り返していると、経穴の周辺が潤ってきたり、時としてうっすら発汗することも見受ける。

　施術直後に排尿を催すことはしばしば見られる。

　腹部の停水が顕著な方では、操作中に腹部にグル音（腸鳴）が鳴ることもある。

■その他の臨床上の注意点

　一日の水分の摂取量を患者さんと一考する。

　それと同時に、適度な運動を心掛けて、発汗できる環境を促す。

　また、流動病理を考えた際には、水腫があると同時に、ある場所には乾燥もあることを念頭に置く（三焦経を参考にする）。

||||||||||| （21）利尿通淋穴 |||||||||||

■常用される症状

排尿障害を主症とする症候に常用される。

主に熱淋（排尿時に熱感があり、たらたらと排尿する）や腎虚の遺尿・癃閉（排尿困難）などに用いる。

湿熱下注のものでは、「清湿熱」穴を配穴し、腎虚のものでは「補腎壮陽」穴を配穴する。

■代表的な経穴（位置は 115 頁参照）

中極、膀胱兪、三焦兪、漏谷、列缺、陰陵泉、腎兪、次髎、胞肓、陰包、兌端、飛揚、委陽、京門、箕門など。

■代表穴の解説

①**中極**（下腹部、前正中線上、へその真下に４寸の所）

膀胱の募穴。任脈と足太陰脾と足少陰腎と足厥陰肝との交会穴。

振奮陽気、疏通経絡、通利水道（小便不利、尿閉、遺溺不禁など）の穴性が強い。

さらに、湿熱蘊結下焦の小便淋漓・尿道渋痛などに用い、助腎調経（陽萎、早泄、遺精、月経不調、痛経など）の効果もある。

②**膀胱兪**（仙骨部、第２後仙骨孔と同じ高さ、正中仙骨稜の外方１寸５分）

膀胱の背兪穴で、膀胱の気化不利と水道不通による小便赤渋、癃閉、遺尿に効果がある。

さらに、補腎強腰の効果もある。

③**三焦兪**（腰部、第１腰椎棘突起下縁と同じ高さ、後正中線の外方１寸５分）

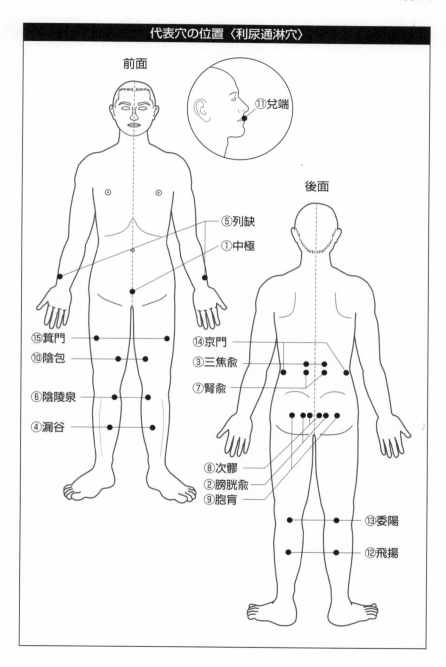

代表穴の位置〈利尿通淋穴〉

前面

⑪兌端

後面

⑤列缺
①中極

⑮箕門
⑩陰包
⑥陰陵泉
④漏谷

⑭京門
③三焦兪
⑦腎兪

⑧次髎
②膀胱兪
⑨胞肓

⑬委陽
⑫飛揚

三焦の背兪穴で、三焦は水瀆の府で通調水道（水湿不化）の穴性が強い。

　さらに、三焦は水穀の通道なので、温煦腐熟（脾失健運、胃不受納）の効果もある。

④**漏谷**（下腿内側、脛骨内縁の後側、内果尖の上方６寸）

　利尿除湿（小便不利、湿痺、足踝腫痛など）の穴性がある。

　さらに、健脾和胃の効果もある。

⑤**列缺**（手首の内側の横ジワの親指側に脈が触れる所から、肘に向かって１寸５分の所）

　手太陰肺経の絡穴で、任脈との交会穴で、利水通淋の穴性がある。

　さらに、宣肺理気、止咳平喘の要穴でもある。祛痰の効果もある。

⑥**陰陵泉**（膝関節の内側、向こうずねの内側で、内くるぶしからすねの内側に沿って、指で押し上げて膝の下で指が止まる所）

　足太陰脾経の合水穴。

　清熱利湿、通調下焦の穴性が強い。

　さらに、健脾利湿、行気導滞、益腎通経、行気利湿の効果がある。

⑦**腎兪**（左右の骨盤のてっぺんを結んだ線上の背骨から２つ上の骨とすぐ下の背骨の間から両側１寸５分の所）

　腎の背兪穴で、益腎気・壮元陽の穴性が強い。

　腎虚水湿不化の水腫・小便淋濁の効果もある。

　さらに、腎虚の耳鳴・耳聾・眼目昏花などに効果があり、腎虚の腰痛・腰膝酸軟無力にも効果がある。

⑧**次髎**（仙骨部、第２後仙骨孔）

清熱利湿、清利湿熱の穴性が強い。

さらに調経止帯と化瘀通絡の効果もある。

⑨胞肓（臀部、第2後仙骨孔と同じ高さ、正中仙骨稜の外方3寸）

膀胱の気化を助け、利尿通淋の穴性がある。

さらに、調理腸腑（湿熱下注）と補腎強腰の効果もある。

⑩陰包（大腿部内側、薄筋と縫工筋の間、膝蓋骨底の上方4寸）

利尿通淋の穴性がある。

さらに、月経不調や痛経、気滞血瘀の腰骶痛にも効果がある。

⑪兌端（画面部、上唇結節上縁の中点）

清熱通淋の穴性がある。

さらに、瀉熱消腫の効果もある。

⑫飛揚（下腿後外側、腓腹筋外側下縁とアキレス腱の間、崑崙の上方7寸）

足太陽膀胱経の絡穴。

清熱利尿の穴性がある。

さらに、膀胱経は「従巓入絡脳」により、清頭安神の効果もある。

⑬委陽（膝後外側、大腿二頭筋腱の内縁、膝窩横紋上）

三焦の下合穴で、通利三焦の穴性がある。

そこで、三焦の決瀆異常による小便不利・淋漓と排尿する際にも効果がある。

⑭京門（側腹部、第12肋骨端下縁）

腎の募穴で、益気・利水道の穴性がある。

さらに、脾腎陽虚で温煦濡養異常の際にも効果がある。

⑮**箕門**（大腿内側、膝蓋骨底内端と衝門を結ぶ線上、血海の上方６寸）

　健脾利湿の穴性がある。

　さらに、湿熱下注の鼠径部腫痛・両股生瘡・陰嚢湿疹・小便不利・遺尿にも効果がある。

■経穴の反応とその解消

［反応］

　「利水消腫」の経穴と同様に、経穴を探していると（切経）、経穴が膨隆したり、湿潤したり、皮下に水湿の溜まっている様子が触れることがある。

　切皮は容易で、ツルツルと針が進む。

　さらに刺入後は、ツルツルとした滑らかな刺入感がある。

［解消］

　提挿と捻転を繰り返していると、粘り感が出てきて、針体にまとわりつく感じも出て来る。

　操作を繰り返していると、経穴の周辺が潤ってきたり、時としてうっすら発汗することも見受けられる。

　施術中や直後に、排尿を催すこともしばしば見られる。

■その他の臨床上の注意点

　「利水消腫」の際の注意点と同様に、一日の水分の摂取量を患者さんと一考する。

　それと同時に、適度な運動を心掛けて、発汗できる環境を促す。

　また、流動病理を考えた際には、水腫と排便異常があると同時に、ある場所の乾燥もあることもある（三焦経を参考にする）。

9. 平肝穴

　「平肝」穴は、肝風内動の驚癇抽搐や、肝陽上亢の頭暈目眩などに適用される。

　「平肝」穴では、病因や兼証により、それぞれに配穴を加える。
例えば、肝陽上亢で内風が生じた場合には、「平肝潜陽」と「熄風止痙」穴を配穴する。

　陰虚血少により肝風内動する場合には、「補血滋陰」穴を配穴する。

　熱盛内動する場合には、「清肝泄熱」穴を配穴する。

　その一義的な原因に対する配穴を行うことで、より効果を発揮する。

||||||||||| （22）平肝潜陽穴 |||||||||||

■常用される症状

「平肝潜陽」穴は、主に肝陽を平抑する作用がある。

つまり、疏肝・安神作用がある。

「平肝潜陽」穴は、肝陽が上亢した頭暈や頭痛などに用い、肝風内動して痙攣抽搐などの証が見られれば、「熄風止痙」穴を配穴し、浮陽上擾して煩躁不眠などの証が見られれば、「安神」穴を配穴する。

■代表的な経穴（位置は 121 頁参照）

行間、太衝、侠渓、期門、神庭、足臨泣、陽輔、陽交など。

■代表穴の解説

①**行間**（足の甲側で、親指と人差し指の付け根）

足厥陰肝経の滎火穴。

平肝潜陽（肝腎陰虚で肝陽上亢、肝風内動の痙攣抽搐など）の要穴。

さらに、清肝瀉熱（肝鬱・陽亢・肝火など、肝鬱化火の心悸・失眠など）や涼血止血（肝火犯肺の咳血、肝火犯胃の吐血、肝火上擾の衄血など）の効果もある。

②**太衝**（足の親指と人差し指の付け根から、足首の方向へ指で押し上げて指が止まる所）

足厥陰肝経の兪土穴、原穴。

平肝（肝腎陰虚の肝陽上亢、肝風内動の痙攣抽搐など）の穴性がある。

さらに、清肝養血（肝気犯胃の胃痛・嘔吐・呃逆など）と温肝散寒（寒疝など）の効果もある。

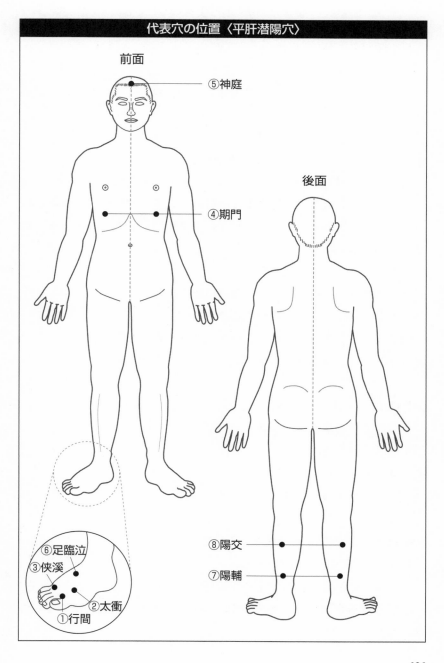

代表穴の位置〈平肝潜陽穴〉

前面

⑤神庭

後面

④期門

⑥足臨泣

③侠溪

②太衝

①行間

⑧陽交

⑦陽輔

③**侠溪**（足背部、第4・第5指間、水かきの近位、赤白肉際）

　足少陽胆経の滎水穴。

　補肝陰・平肝潜陽（肝陰不足・肝陽偏亢など）の穴性がある。

　さらに、疏肝（胸脇痛、外眦赤痛、心煩、驚悸、失眠など）の効果もある。

④**期門**（上腹部、季肋部第9肋軟骨付着部の下際）

　肝の募穴。足厥陰肝と足太陰脾と陰維脈との交会穴。

　平肝潜陽（肝陰不足・肝陽上亢の脇痛・黄疸など）の穴性がある。

　疏肝健脾（肝気鬱結の脇痛・乳少、肝気煩胃の胃痛・嘔吐・呃逆など）の効果もある。

⑤**神庭**（前頭部、前正中線上、前髪際の後方5分）

　任脈と足太陽膀胱と足陽明胃との交会穴。

　潜陽安神（肝腎陰虚。肝陽上亢の頭痛・失眠・眩暈など）の穴性がある。さらに、清脳熄風（癲癇、ヒステリーなど）の効果もある。

⑥**足臨泣**（足背、第4・第5中足骨底接合部前方の陥凹部）

　足少陽胆経の兪木穴、帯脈との交会穴。

　平肝潜陽（肝風内動の中風、肝陰不足の肝陽偏亢の頭痛・眩暈など）の穴性がある。

　さらに化瘀消腫（瘰痛など）の効果もある。

⑦**陽輔**（下腿外側、腓骨の前方、外果尖の上方4寸）

　足少陽胆経の経火穴。

　平肝（肝陰不足、肝陽上亢の片頭痛・耳鳴耳聾など）の穴性がある。

　さらに清熱宣肺（肝胆蘊熱の片頭痛・目外眦痛・胸脇脹痛など）の効果もある。

⑧**陽交**（下腿外側、腓骨の後方、外果尖の上方７寸）

陽維脈の郄穴。

平肝潜陽（肝風内動の驚風・ひきつけなど）の穴性がある。

さらに、陽維脈の郄穴で、通絡止痛（筋骨痛、痹証、胸脇痛など）の効果もある。

■経穴の反応とその解消

［反応］

経穴部は膨隆して、発赤していることも少なくない。

切皮は容易で、針の進みもスムーズ。

丁寧にゆっくり提挿していると、提＞挿のように針を外へ押し出すような内側からの力を感じることがある。

時に置針していると、針が自然に抜けてしまうこともよく見る。

［解消］

「提」と「挿」との力関係を平均にするように、「提」でゆっくり抜き、「挿」でやや速めて針を押し込む操作をしばらく続けていると、平均になってくると同時に、得気を感じる。

抜針後に出血（鮮紅色）することも珍しくない。

綿花を当てて強めに圧迫して、即座に止血を心掛ける。

経穴のイメージとしては、下肢の経穴は、上昇してしまった勢いを下へ引っ張る、上肢の経穴は、上昇した勢いを抑える、もしくは「抜く」ような感覚を持つと良い。

■その他の臨床上の注意点

平素より肝鬱・肝陽の調整に注意を心掛けたい。

肝気・肝陽については、生理的には動作や思考の推進力を担っている。

ところが、必要以上に亢上すると、病理としてあらゆる症状を発することになる。

　全身の弁証が必要になってくる。

　明らかに苦痛を感じる病症以外は、その個体がその状態において調和を保っていると考えても良い。

||||||||||||| （23）熄風止痙穴 |||||||||||||

■常用される症状

「熄風止痙」穴は、平肝熄風して、痙攣を止める作用がある経穴を指す。

主に、熱盛風動、驚風、癲癇、中風などによる痙攣（けいれん）、抽搐（ひきつけ）、角弓反張（後頭部から首筋、腰背が硬直して反り返る症状）の症状に用いる。

さらに、神昏（意識不明）、口噤（くいしばる）などが見られれば、「開竅醒脳」穴を配穴し、肝腎陰虚して陰虚風動のものには、「平肝潜陽」穴を配穴する。

■代表的な経穴（位置は127頁参照）

太衝、合谷、陽陵泉、申脈、照海、筋縮、神庭、腰兪、瘈脈、顱息など。

■代表穴の解説

①**太衝**（足の親指と人差し指の付け根から、足首の方向へ指で押し上げて指が止まる所）

足厥陰肝経の兪土穴、原穴。

平肝（肝風内動の痙攣抽搐など）の穴性がある。

②**合谷**（手の甲側で、親指と人差し指を合わせてできるふくらみの中央）

手陽明大腸経の原穴で、疏風散寒・宣肺止咳の穴性がある。

「四関」穴で、開竅醒神・熄風鎮驚の穴性もある。

③**陽陵泉**（膝関節の外側、膝下の外側のやや下にある大きな骨のすぐ下）

足少陽胆経の合土穴、八会穴の筋会穴、胆の下合穴。

疏風祛邪・熄風止痙（小児驚風、下肢痿痺、麻木など）の穴性がある。
さらに、疏肝利胆の効果もある。

④**申脈**（足外側、外果尖の直下の陥凹部）
足太陽膀胱と陽蹻脈の交会穴。
熄風止痙（筋脈拘急・頚項強・角弓反張など）の穴性がある。
さらに、八脈交会穴で祛風通絡（外感風邪など）の穴性もある。

⑤**照海**（足内側、内果の下縁の陥凹部）
足少陰腎と陰蹻脈の交会穴。
熄風止痙（中風・四肢麻木・偏枯不行など）の穴性がある。
さらに滋陰調経（肝腎陰虚の頭昏目眩、耳鳴、多夢遺精など）、利咽安神（咽喉乾痛、失眠など）の効果もある。

⑥**筋縮**（上背部、後正中線上、第9胸椎棘突起下方の陥凹部）
開竅熄風の穴性があり、肝風内動の筋脈攣縮の要穴。
さらに、緩急止痛（筋脈拘攣の脊背痛・胃痛など）の効果もある。

⑦**神庭**（前頭部、前正中線上、前髪際の後方5分）
督脈と足太陽膀胱と足陽明胃との交会穴。
醒脳開竅、熄風止痙（癲癇など）の穴性がある
さらに、平肝潜陽、養陰安神（肝腎陰虚で肝陽上亢の頭痛・失眠・眩暈など）の効果もある。

⑧**腰兪**（仙骨部、後正中線上、仙骨裂孔）
熄風止痙（肝風内動の脊強反折、抽搐など の穴性がある。
さらに、強壮腰膝、調理下焦の効果もある。

代表穴の位置〈熄風止痙穴〉

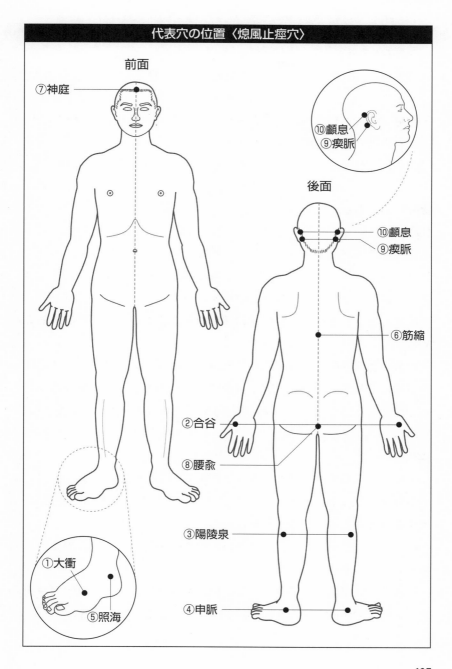

前面

⑦神庭

⑩顱息
⑨瘈脈

後面

⑩顱息
⑨瘈脈

⑥筋縮

②合谷

⑧腰兪

③陽陵泉

④申脈

①大衝

⑤照海

⑨瘈脈（頭部、乳様突起の中央、翳風と角孫を耳翼に沿って結んだ線の下
　３分の１の所）

　　熄風止痙（小児驚癇など）、充耳復聴（耳鳴耳聾など）の穴性がある。

⑩顱息（耳の後ろ、翳風と角孫を耳翼に沿って結んだ線の上３分の１の所）

　　熄風止痙（小児驚癇、嘔吐涎沫など）の穴性がある。

　　さらに、散風通絡（風邪入絡の片頭痛など）の効果もある。

■経穴の反応とその解消

［反応］

　　経穴部の肌膚は緊密で、時として膨隆していることもある。

　　刺入時は痛みが出やすいので、丁寧な刺入を心掛ける。

　　針は進みづらく、ズズズっとの刺入感がある。

　　置針していると、針柄が微妙に揺れたり、震えることを見ることも
ある。

　　以前「肝風内動」の患者さんに置針していると、呼吸に合わせて針
が前後に揺れている際に、時々何かに引っ掛かるように、途中でリズ
ムを崩すようにピクッピクッと振動するものを見た。これに相当する。

［解消］

　　丁寧な捻転で、嫌な響き（痛み）を極力出さないようにする。

　　不注意に嫌な刺入感を出してしまうと、それ以上の施針は不快で、
治療を拒まれてしまうこともある。

　　針を操作している際も、患者さんの動作や表情には、最大限に注意
を払いながら治療を進める。

　　症状が重い患者さんの施針には、細心の注意を払い、急な痙攣や拘
急により、針が曲がったり、抜針が困難になることを避ける。

■その他の臨床上の注意点

　症状が重篤な患者さんを扱うことは稀であろうが、普段の臨床でも、患者さんの指先が微妙に痙攣していたり、瞼がピクピクしていたり、唇が震えていたりの「内風」の細かい予兆も見逃さないようにしたい。そのような患者さんには、症状が重篤になる以前の、普段からの「平肝」についてのアプローチは必要になろう。

10. 安神・開竅穴

IIIIIIIIIIIIIII **（24）安神穴** IIIIIIIIIIIIIIII

■常用される症状

心神を鎮静安寧にする穴性を有するものを「安神」穴と言う。

主に、心血虚、心気虚、心火亢盛などの原因により、心神不寧、心悸、怔忡^{せいちゅう}（胸騒ぎ、心悸より重症、持続的など）、失眠多夢、癲狂癇などの症状に用いる。

さらに配穴としては、陰虚血少であれば「養血滋陰」穴を配し、肝陽上亢であれば「平肝潜陽」穴を配する。

また症状により、「醒脳開竅」穴や「平肝熄風止痙」穴を配穴する。

■代表的な経穴（位置は 131 頁参照）

百会、神門、心兪、神庭、神堂、神道、風池、厲兌、内関、四神聡、印堂など。

■代表穴の解説

①**百会**（頭頂部、前正中線上、前髪際の後方 5 寸）

諸陽経と督脈の交会穴。鎮静安神の穴性が強い。

さらに、昇陽益気（気虚下陥、中気下陥、清陽不升、益気固渋など）、醒脳開竅、回陽固脱、清利頭目の効果がある。

②**神門**（手首の内側の横ジワの小指側の端）

手少陰心経の兪土穴、原穴。

疏肝泄熱、清心安神の穴性が強い。

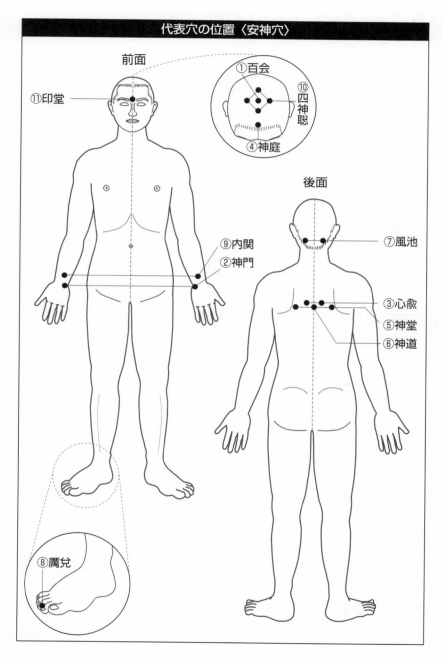

代表穴の位置〈安神穴〉

前面

⑪印堂

①百会
⑩四神聡
④神庭

後面

⑨内関
②神門

⑦風池

③心兪
⑤神堂
⑥神道

⑧厲兌

さらに、和胃安神、養心安神、鎮驚安神、瀉火滌痰の効果がある。

③**心兪**（上背部、肩甲骨の下の縁を結ぶ線上の背骨から２つ上の背骨とすぐ下の背骨の間から両側１寸５分の所）
心の背兪穴。
心の気血を調補する穴性が強い。
さらに、温陽宣痹、活血化瘀、豁痰通陽、化痰濁、定神志の効果がある。

④**神庭**（前頭部、前正中線上、前髪際の後方５分）
督脈と足太陽膀胱と足陽明胃との交会穴。
平肝潜陽、養陰安神の穴性が強い。
さらに、醒脳開竅、熄風止痙の効果もある。

⑤**神堂**（上背部、第５胸椎棘突起下縁と同じ高さ、後正中線の外方３寸）
心兪に同様、寧神安神（心煩失眠、心悸怔忡など）の穴性が強い。
さらに、活血通絡の効果もある。

⑥**神道**（上背部、後正中線上、第５胸椎棘突起下方の陥凹部）
養心安神（心血虚の失眠健忘など）の穴性が強い。
さらに、寛胸理気の効果もある。

⑦**風池**（後頸部、後頭骨の下方、胸鎖乳突筋と僧帽筋の起始部の間の陥凹部）
手足少陽経と陽維脈との交会穴。
解表散寒の要穴で、通竅安神（胆火擾神）の穴性がある。
さらに、清頭明目の効果もある。

⑧**厲兌**（足の第２指の爪の根元の中指側のすぐ際）
足陽明胃経の井金穴で、清泄邪熱（歯痛、面腫、喉痹、鼻衄、心腹

脹満、消谷善飢、悪寒、小便黄など）の穴性がある。
　さらに、蘇厥醒神の効果もある。

⑨**内関**（手首の内側にある横ジワの中央から肘に２寸向かった所）
　手厥陰心包経の絡穴、陰維脈との交会穴。
　寧神安神、平喘止咳の穴性が強い。
　さらに、行気散滞、和胃降逆の効果もある。

⑩**四神聡**（頭頂部、頭頂部正中〈百会穴〉の前後左右へ各１寸に取る）
　鎮静安神の穴性が強い。
　さらに、醒脳開竅、清利頭目の効果もある。

⑪**印堂**（顔面部、両眉間の中央に取る）
　安神鎮驚の穴性がある。
　さらに、清頭（風熱襲絡、肝陽上亢）の効果もある。

■経穴の反応とその解消
［反応］
　それほど明確な反応は見られないが、切皮すると肌膚に緊密感があり、刺入が困難な場合が少なくない。
　さらに得気が鋭くツーンと感じることがある。また表層での矛盾が少なくない。
　清頭明目の際は、瞬時に頭の重みが取れ、眼前が明るくなるような反応や、寧心では、心部のモヤモヤ感がその場で晴れてくるような感覚が出ることもある。
　あらかじめ鋭敏な得気が出ることを告知しておくことも必要であろう。

[解消]

　経穴部の肌膚の緊密度を無視して、いきなり刺入すると、生体が防衛（緊張）して、より緊密度が増し、刺入がより困難になることがある。

　したがって、「安神」穴については、切皮と刺入はより注意深く行い、時間をかけて丁寧に心地よい得気を出すように心がける。

■その他の臨床上の注意点

　いきなり施針するのではなく、切経により経穴部の反応をじっくり探ってから、それから施針すると失敗が少ない。

　まず初めの刺針で嫌な得気が出てしまうと、その後の治療がスムーズにいかなくなる。

　しかし、丁寧な施針により、心地よい得気を実感していただければ、再診を獲得するのは容易になる傾向がある。

‖‖‖‖‖‖‖‖‖‖‖ （25）開竅穴 ‖‖‖‖‖‖‖‖‖‖‖‖

■常用される症状

通関開竅と醒脳蘇厥の作用があるものを「醒脳開竅」穴と言う。

「醒脳開竅」穴は、主に四肢末端と頭面部に集中している。

四肢末端の「井穴」は、経気の出るところで、清熱瀉火と醒神蘇厥の穴性がある。

頭面部の経穴は、脳に内通し、意識と思惟活動を調節する穴性がある。

「開竅」穴は、神昏譫語・驚癇・中暑・中風・驚風などの神昏竅閉の証に用いる。

醒志昏迷には虚実があり、実証は閉症で、虚証は脱症である。

閉症は、口噤（口を固く閉じて食いしばる）、手握（手を強く握る）、脈有力など。

脱症は、冷汗（冷や汗）、肢冷（手足が冷える）、脈微欲絶となる。

「開竅」穴で、四肢末端や頭面部を使用する場合には、点刺瀉血も有効である。

■代表的な経穴（位置は 137 頁参照）

百会、水溝、厲兌、少衝、少沢、中衝、湧泉、労宮、関衝、兌端、素髎、十宣など。

■代表穴の解説

①**百会**（頭頂部、前正中線上、前髪際の後方５寸）

諸陽経と督脈との交会穴。

督脈で天頂部に位置し、脳に入る（元神之府）。開竅醒脳、回陽固脱（驚悸、健忘、中風不語、癲癇など）の穴性が強い。

さらに、清熱熄風（頭痛、眩暈、耳鳴耳聾など）の効果もある。

②**水溝**（顔面部、人中溝の中点）

督脈と手足陽明大腸胃との交会穴。

救急の要穴で、清熱開竅、回陽救逆（昏迷、暈厥、中暑、癲癇、牙関緊閉など）の穴性が強い。

③**厲兌**（足の第2指の爪の根元の中指側のすぐ際）

足陽明胃経の井金穴で、活血開竅、清胃安神（癲狂、夢魔、満心煩熱など）の穴性が強い。

さらに、調和気血の効果もある。

④**少衝**（手の小指、爪の薬指側の根元の際）

手少陰心経の井木穴で、泄熱蘇厥、寧心安神（心悸、心痛、癲狂、胸脇痛など）の穴性が強い。

さらに、宣通気血（大便膿血、吐血など）の効果もある。

⑤**少沢**（手の小指、爪の外側の根元の際）

手太陽小腸経の井金穴で、開竅、瀉熱（中風昏迷、熱病、頭痛、耳鳴耳聾など）の穴性が強い。

さらに、利咽、通乳（咽喉腫痛、目翳、乳汁少など）の効果もある。

⑥**中衝**（手の中指の爪の人差し指側の根元のすぐ際）

手厥陰心包経の井木穴で、開竅醒脳、清心瀉熱（中風昏迷、舌強不語、中暑、熱病など）の穴性が強い。

⑦**湧泉**（足底部、足の裏のほぼ中央）

足少陰腎経の井木穴で、開竅、寧神（暈厥、中暑、頭痛、目眩、失

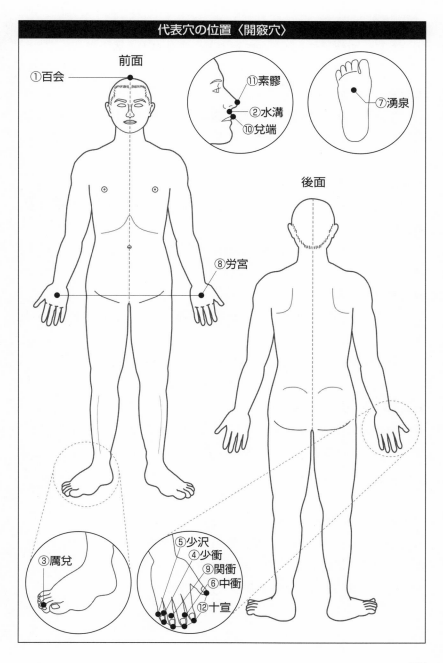

代表穴の位置〈開竅穴〉

前面

①百会

⑪素髎
②水溝
⑩兌端

⑦湧泉

⑧労宮

後面

③厲兌

⑤少沢
④少衝
⑨関衝
⑥中衝
⑫十宣

眠など）の穴性が強い。

さらに、瀉熱（足心熱、咽喉痛など）の効果もある。

⑧**労宮**（手掌部、手のひらのほぼ中央）

手厥陰心包経の滎火穴で、清心開竅、瀉熱止痙（中風昏迷、中暑、心痛、癲狂など）の穴性が強い。

⑨**関衝**（手の薬指の爪の小指側の根元のすぐ際）

手少陽三焦経の井金穴で、開竅瀉熱（頭痛、目赤、心煩、中暑など）の穴性が強い。

さらに消腫利舌（舌強、咽喉腫痛、熱病など）の効果もある。

⑩**兌端**（顔面部、上唇結節上縁の中点）

督脈の経穴で脳に通ず。開竅熄風（昏迷、暈厥、癲狂など）の穴性が強い。

さらに清熱止痛（口瘡臭穢、歯痛、口噤など）の効果もある。

⑪**素髎**（顔面部、鼻の尖端）

督脈の経穴で脳に入る。蘇厥安神（驚厥、昏迷など）の穴性が強い。

さらに、清熱開竅（鼻衄、鼻塞、鼻流清涕、鼻中瘜肉［鼻中のできもの］など）の効果もある。

⑫**十宣**（10本の指先の尖端の正中。左右合計10穴）

指の尖端で井穴に近く、神昏竅閉の要穴である。通関開竅（昏迷、暈厥、中暑、熱病など）の穴性が強い。

さらに、清熱止痛（咽喉腫痛など）の効果もある。

■経穴の反応とその解消

［反応］

閉症と脱症では、経穴に現れる表現が異なる。

閉症の場合は、経穴の肌肉も緊密で、刺入が困難で切皮痛も強い。

救急では、その刺入痛に躊躇せず、果敢に刺激をするべきである。

脱症の場合は、やや緊密度に欠け、刺入も容易で、緊張感も少ない。

経穴部がやや盛り上がっていることも見受けられる。

［解消］

経穴に緊張感が強ければ、丁寧な捻転と提挿で、強めの響きを出す。開竅なので、多少強めの刺激を求めたい。

治療は急を要するケースが大半なので、細心の注意のもと、大胆な施術が求められる。

■その他の臨床上の注意点

何度か発作を繰り返しているようならば、日ごろから経穴への刺激を継続し、予防を心掛けたい。

経穴に、圧痛や硬結などの反応が出ていることが少なくない。

おわりに

　本書のヒントは、以前梁 哲 周師匠の雞林東医学院で兄弟弟子であった、三旗塾の塾長金子朝彦先生の提案だった。数年前に金子先生から、「穴性の技術論」の勉強会を開いてくださいとの依頼を受けた。今まで穴性は論じて来たが、その技術論にスポットを当てて熟考したことが無かったので、総決算のつもりで、生徒30名を集めて「東京穴性研究会」を開催し、三年間講義をしつつ、頭の中を整理したものが本書である。

　穴性については、先人達が多くの指導を整理して残していただいた。ただ単にその経穴に刺針するだけでも、その効果は現れる。臨床の経験が少ない施術者でもその効果は現れる。しかし、その技術を述べている書籍は皆無に近い。確かに映像も無ければ、体内で針がどのような機序で効果を発揮しているのかは、文章にするのは困難である。ましてや術者のその人その人の感覚的な違いもあれば、感性も異なるので、文章化は難しい。本書では、私の個人的な感覚で文章化に試みたが、やはりオノマトペが多くなってしまい恐縮である。しかし、どうしてもそのような表現になってしまう。文章力のつたなさを痛感する。

　また、その穴性をより短時間に効率的に発揮するためには、術者のテクニックが必要なのではないかと疑問がわく。初心者の頃は、教科書に載っている穴性の経穴を選択して、刺針をしていたが、捻転や提挿をしていると、針先に矛盾が出るのが分かって、それを解消することで穴性が明確に発揮することも体験してきた。それをまとめてみたのが本書である。研究会で若い先生方には、口酸っぱく述べたが、「針灸は効く！」、しかし、針灸の効果だけに依存するのではなく、より効率的に持続的に短時間に効果を発揮するために日々努力して欲しい！　と。ある意味、我々は日々の臨床で患者さんに実験台になって

いただいて、日々勉強したことを追試させていただき、患者さんからはその対価も感謝も受けられる職業である。

　本書に提案した内容が決して正解だとは、私は思っていないが、刺針する際の感覚や穴性を考えるための一助になれば幸いである。

　金子朝彦先生はじめ、研究会に参加してくださった針灸師や多くの協力があって本書をまとめることが出来た。ありがとうございます。

李　昇昊

経穴名索引

【著者略歴】

李　昇昊（リ　スンホ）

1960 年　東京都台東区出身
1982 年　関東鍼灸専門学校卒業
1989 年　帝京医学技術専門学校卒業
1989 年　うえの鍼灸院開院
1996 年　アメヤ横丁に、うえの分院開院
1997 年　神田に李針灸治療院開院
　　　　　医協東日本副会長
　　　　　東京穴性研究会主宰
　　　　　東医針法研究会事務局長

〈著　書〉
『棒灸が効く―中国家庭療法』（ユリシス）
『すぐに役立つツボ療法 100 新版―ツボのベスト 20 を活用』
『5 分でできる症状別救急ツボ百科』
『認知症は、からだを刺激する』（以上、七つ森書館）
『中医・東医・漢方医学辞典』（たにぐち書店）
『高血圧をらくらく下げるコツがわかる本』
『血糖値をぐんぐん下げるコツがわかる本』
『心臓病の予防と治療のコツがわかる本』（以上、永岡書店）
など多数。

〈連絡先〉うえの鍼灸院
　　　　　〒 110-0015　東京都台東区東上野 1-18-10
　　　　　TEL　03-3832-6880

十四経穴性指南　「穴性」を導く！

2023 年 11 月 10 日　第 1 刷発行

著　者　李　昇昊
発行者　安井　喜久江
発行所　㈱たにぐち書店
　　　　〒 171-0014　東京都豊島区池袋 2-68-10
　　　　TEL. 03-3980-5536　FAX. 03-3590-3630
　　　　たにぐち書店 .com

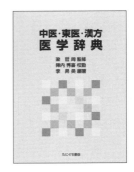
お申込み
お問合せ

たにぐち書店
TEL. 03-3980-5536　FAX. 03-3590-3630
たにぐち書店 .com